U0389016

高等医药院校规划教材

# 医学影像信息技术

YIXUE YINGXIANG XINXI JISHU

主　编　杨德武　蔡惠芳
副主编　李洪霞　李　娟
编　者（按姓氏汉语拼音排序）
　　　　蔡惠芳（北京卫生职业学院）
　　　　黄翔静（雅安职业技术学院）
　　　　李　娟（首都医科大学附属北京友谊医院）
　　　　李洪霞（山东医学高等专科学校）
　　　　李苗苗（山东医学高等专科学校）
　　　　王宝才（红河卫生职业学院）
　　　　杨德武（北京卫生职业学院）

科学出版社

北　京

## 内 容 简 介

　　本书是根据医院放射科对影像技术人员的职业标准要求，结合医学影像数字化信息技术的临床应用，参照医学影像技术专业人才培养方案，由多位教学经验丰富的教师和临床经验丰富的专家按照临床工作案例编写。全书共分 3 篇，按照学习进程分认知、操作和训练 3 部分，在学习过程中按照工作岗位分为放射科登记、患者影像采集、医学图像存储与传输、医学图像浏览、医学图像质量评价、医学图像基本处理、医学图像增强处理、医学图像三维重建、诊断报告书写、医学图像打印和 PACS 系统设置 11 个项目。本书按照项目化实训课程模式进行编写，体现职业教育特色，适应临床放射科现代化信息技术的发展，适合高等医药院校医学影像学及其相关医学专业广大师生参考使用。

**图书在版编目（CIP）数据**

医学影像信息技术/杨德武，蔡惠芳主编. —北京：科学出版社，2017.6
高等医药院校规划教材

ISBN 978-7-03-053256-5

Ⅰ. 医… Ⅱ. ①杨… ②蔡… Ⅲ. 影像诊断-信息技术-高等专业学校-教材 Ⅳ. R445

中国版本图书馆 CIP 数据核字（2017）第 126943 号

责任编辑：池 静/ 责任校对：邹慧卿
责任印制：徐晓晨 / 封面设计：张佩战

科 学 出 版 社 出版
北京东黄城根北街 16 号
邮政编码：100717
http://www.sciencep.com

**北京建宏印刷有限公司** 印刷
科学出版社发行　　各地新华书店经销

\*

2017 年 6 月第 一 版　　开本：787×1092　1/16
2021 年 1 月第二次印刷　　印张：9 1/2
字数：225 000

**定价：35.00 元**
（如有印装质量问题，我社负责调换）

# 前　言

高等医药院校规划教材《医学影像信息技术》是根据高职高专教育对医学影像技术专业人才培养过程中放射科信息技术应用能力需求而编写的。

在本教材编写过程中，依据高素质技能型人才培养目标，认真贯彻"必需、够用、实用"的原则，结合临床实践和教学实际，在内容框架体系的搭建上，充分对接医学影像技术专业岗位标准，注重培养学生医学影像信息技术的应用能力，基于实践需要设计学习项目，突出学习过程的实践性和职业性，强化职业能力培养，符合高职高专教育对人才培养的规律；在教材编写的结构上，按照学习项目分为职业岗位工作规范、典型工作任务、工作质量标准三个方面内容，按照认知、训练、评价三个层次搭建了每一部分内容，有利于教师开展项目化教学和学生的技能训练，有助于提升教育教学质量。

本教材内容依据医院放射科的工作实际，以信息技术平台 PACS 系统和图像处理技术为重点，按照工作流程，分为 11 个学习项目，即放射科登记、患者影像采集、医学图像存储与传输、医学图像浏览、医学图像质量评价、医学图像基本处理、医学图像增强处理、医学图像三维重建、诊断报告书写、医学图像打印和 PACS 系统设置等。读者通过对本教材的学习，能够熟练掌握 PACS 系统的规范操作能力，熟悉图像质量评价及处理方法，学会图像处理的临床应用，为学习其他专业课程及从事医学影像技术专业工作奠定基础。

感谢各位编者在本教材编写过程中付出的大量智慧和心血，同时也对国内多家院校的大力支持表示由衷的谢意。

由于教材内容的编写按照项目化教学体系进行了改革创新，且编者经验和水平有限，书中不足之处敬请读者批评指正，以便再版时改进。

编　者
2017 年 2 月

# 目 录

第一篇 医学影像信息技术认知 ......................................................................................... 1
　第一节 医学影像信息技术的发展 ............................................................................... 1
　第二节 PACS 系统及其应用 ......................................................................................... 1
　　一、PACS 系统发展 ................................................................................................... 1
　　二、PACS 系统临床应用 ........................................................................................... 2
　　三、PACS 系统结构 ................................................................................................... 3
　　四、PACS 系统功能 ................................................................................................... 4
第二篇 医学影像信息技术操作 ......................................................................................... 8
　项目一 放射科登记 ....................................................................................................... 8
　　一、放射科登记岗位规范 ........................................................................................... 8
　　二、放射科登记典型工作任务 ................................................................................... 9
　　三、放射科登记工作质量标准 ................................................................................. 14
　项目二 患者影像采集 ................................................................................................. 15
　　一、影像采集岗位规范 ............................................................................................. 15
　　二、影像采集典型工作任务 ..................................................................................... 17
　　三、影像采集工作质量标准 ..................................................................................... 21
　项目三 医学图像存储与传输 ..................................................................................... 23
　　一、图像存储及传输岗位规范 ................................................................................. 23
　　二、图像存储与传输典型工作任务 ......................................................................... 24
　　三、图像存储与传输工作质量标准 ......................................................................... 27
　项目四 医学图像浏览 ................................................................................................. 28
　　一、图像浏览岗位规范 ............................................................................................. 28
　　二、图像浏览典型工作任务 ..................................................................................... 31
　　三、图像浏览工作质量标准 ..................................................................................... 44
　项目五 医学图像质量评价 ......................................................................................... 47
　　一、图像质量评价岗位规范 ..................................................................................... 47
　　二、图像质量评价典型工作任务 ............................................................................. 50
　　三、图像质量评价工作质量标准 ............................................................................. 55
　项目六 医学图像基本处理 ......................................................................................... 58
　　一、图像基本处理岗位规范 ..................................................................................... 58
　　二、图像基本处理典型工作任务 ............................................................................. 62
　　三、图像基本处理工作质量标准 ............................................................................. 66
　项目七 医学图像增强处理 ......................................................................................... 67

　　一、图像增强处理岗位规范 ······································································67
　　二、图像增强处理典型工作任务 ···························································76
　　三、图像增强处理工作质量标准 ···························································81
项目八　医学图像三维重建 ············································································81
　　一、图像三维重建岗位规范 ·································································81
　　二、图像三维重建典型工作任务 ···························································87
　　三、图像三维重建工作质量标准 ···························································93
项目九　诊断报告书写 ··················································································95
　　一、诊断报告书写岗位规范 ·································································95
　　二、诊断报告书写典型工作任务 ···························································96
　　三、诊断报告书写工作质量标准 ··························································101
项目十　医学图像打印 ················································································106
　　一、医学图像打印岗位规范 ································································106
　　二、医学图像打印典型工作任务 ··························································106
　　三、医学图像打印工作质量标准 ··························································125
项目十一　PACS 系统设置 ···········································································128
　　一、PACS 系统设置岗位规范 ·····························································128
　　二、PACS 系统设置典型工作任务 ························································131
　　三、PACS 系统设置工作质量标准 ························································135
第三篇　医学影像信息技术训练 ···································································137
实训一　DR 胸部检查的信息技术应用训练 ····················································137
实训二　DR 四肢检查的信息技术应用训练 ····················································138
实训三　CT 腹部检查的信息技术应用训练 ····················································139
实训四　CT 头颅检查的信息技术应用训练 ····················································140
实训五　CT 胸部检查的信息技术应用训练 ····················································141
实训六　磁共振头颅检查的信息技术应用训练 ················································142
实训七　磁共振脊柱检查的信息技术应用训练 ················································143

# 第一篇 医学影像信息技术认知

## 第一节 医学影像信息技术的发展

随着医学影像技术的不断发展，医学影像设备在现代医疗活动中的地位日益突出，凭借可视化技术的应用，医学图像在临床诊断、医学科研等方面发挥着越来越重要的作用。医学图像信息是多样化的，如数字 X 线影像、磁共振影像、医学超声影像及各种电子内镜图像、显微镜下病理切片图像等，科学技术人员正在不断努力，寻求更清晰、更有诊断价值的高质量医学图像。国内医院在过去数十年间，引进了大批进口的先进医学影像设备，对提高诊断水平和加强对医院等级管理起到了重要的积极作用。

目前，医学影像设备伴随电子计算机技术，特别是多媒体技术的飞速发展，使医学图像的存储和传输成为可能，大容量的硬盘、图像信息的压缩技术、可读写光盘的应用，使医学图像可以大量存储。DICOM 3.0 标准的制定使医学图像及各种数字信息在医疗设备和不同显示终端间的传输有了统一的标准，医院放射科与其他临床科室可以通过互联网技术的应用，进行医学图像信息的远程传输，实现信息共享和异地会诊。

PACS 系统作为医学图像信息传输与存储平台，是保障医学图像信息管理的重要条件，从而实现医学图像从采集、显示、储存、交换到输出的数字化处理流程，即医学图像的储存和传送。PACS 系统在医院放射科发挥着越来越重要的作用，但 PACS 系统的技术操作如果受到忽视，则会降低数据库应用的性能及可靠性、稳定性，从而影响医学影像信息技术的应用效果。

数字图像处理技术以当前计算机技术发展为基础，整合图像分割技术、图像融合技术、图像配准技术、三维重建等数字图像处理技术，实现对画面更加真实的展示，大幅提升了相关病症的治愈率，达到精准治疗的目的。此外，在计算机智能化处理技术应用的基础上，使医学图像诊断在传统的肉眼观察和主观判断的同时，借助信息技术，对图像的信息进行分析、计算、处理，得出相关的诊断数据，呈现出被检体的组织结构及病症信息。最新的计算机技术不但可以提供形态图像，还可以提供功能图像，使医学图像诊断技术走向更深层次。

医学影像信息技术的发展，在 PACS 系统应用和图像处理技术方面，给放射技术人员的工作内容和工作质量提出了新的要求，掌握必备的信息技术知识和实际操作能力，可为提高工作质量奠定良好的基础。

## 第二节 PACS 系统及其应用

### 一、PACS 系统发展

PACS（picture archiving and communication system，医学图像存储与传输系统）的概念提

出于 20 世纪 80 年代初。PACS 想法的建立主要是由两个主要因素引起的：一是数字化影像设备，如 CT 设备等数字化影像设备的出现使得医学影像能够直接从检查设备中获取；二是计算机技术的应用，使得大容量数字信息的存储、通信和显示都能够实现。

20 世纪 80 年代初期，在基于大型计算机的医院管理信息系统应用基础上，欧美等发达国家已经基本从研究阶段转向实施阶段，在 20 世纪 80 年代中期研究工作就逐步转向为医疗服务的系统，如临床信息系统、PACS 系统等方面。在欧洲、日本和美国等相继建立起研究 PACS 的实验室和实验系统。随着技术的发展，到 20 世纪 90 年代初期已经陆续建立起一些实用的 PACS。

20 世纪 80 年代中后期，所研究的医学影像系统主要采用的是专用设备，整个系统的价格非常昂贵。到 20 世纪 90 年代中期，计算机图形工作站的产生和网络通信技术的发展，使得 PACS 的整体价格有所下降。进入 20 世纪 90 年代后期，微机性能迅速提高，网络高速发展，使得 PACS 可以建立在一个能被较多医院接受的水平上。

1982 年美国放射学会（ACR）和电器制造协会（NEMA）联合组织了一个研究组，1985 年制定出了一套数字化医学影像的格式标准，即 ACR-NEMA 1.0 标准，随后在 1988 年完成了 ACR-NEMA 2.0 标准。

随着网络技术的发展，人们认识到仅有图像格式标准还不够，通信标准在 PACS 中也起着非常重要的作用。随即在 1993 年由 ACR 和 NEMA 在 ACR-NEMA 2.0 标准的基础上，增加了通信方面的规范，同时按照影像学检查信息流特点的 E-R 模型重新修改了图像格式中部分信息的定义，制定了 DICOM 3.0 标准。这个标准已经被世界上主要的医学影像设备生产厂商接受，因此已经成为事实上的工业标准。

目前，多数医疗仪器公司，如 GE、PHILIPS、西门子、柯达等，所生产的大型影像检查设备都配有支持 DICOM 标准的通信模块或工作站，也有许多专门制造影像系统的公司生产支持 DICOM 标准的影像处理、显示、存储系统。PACS 系统的发展主要体现在以下七个方面。

1. 提高系统互连性　如采用 ACR-NEMA/DICOM 标准。
2. 提高整个系统的智能化和协同处理能力　如通用信息处理模型研究。
3. 建立医学信息库　包括医学图像数据库管理和服务器结构、高性能图像分析工作站、基于内容的医学图像检索、分布式计算及图像和记录的真实性验证等。
4. 提高系统负载能力　采用高速网络、大容量存储设备、多级存储算法、数据压缩算法及快速计算。
5. 简化系统维护　使用图形化计算机辅助软件工程工具，包括处理模型和系统设计。
6. 提高系统可靠性　如中心系统监视和修复软件。
7. 提高临床可操作性　有效开展临床质量控制。

## 二、PACS 系统临床应用

PACS 是指以 DICOM 3.0 国际标准设计，以高性能服务器、网络及存储设备为硬件支持平台，以大型关系型数据库作为数据和图像的存储管理工具，以医疗影像的采集、传输、存储和诊断为核心，集影像采集传输与存储管理、影像诊断查询与报告管理、综合信息管理等综合应用于一体的综合应用系统，主要任务就是把医院影像科日常产生的各种医学影像通过 DICOM 3.0 国际标准接口以数字化的方式进行存储和传输。

HIS（hospital information system，医院信息系统）是指覆盖医院所有业务和业务全过程的信息管理系统，是指利用计算机软硬件技术、网络通信技术等现代化手段，对医院及其所属各部门的人流、物流、财流进行综合管理，对在医疗活动各阶段产生的数据进行采集、储存、处理、提取、传输、汇总、加工生成各种信息，从而为医院的整体运行提供全面的、自动化的管理及各种服务的信息系统。PACS 所管理的医学图像也是医院产生的信息，医院在使用 PACS 管理的图像的同时，也需要 HIS 系统管理的其他信息，所以 PACS 应当具有与 HIS 的互操作性或可集成性。

RIS（radiology information system，放射科信息管理系统）是指以放射科的登记、分诊、影像诊断报告及放射科的各项信息查询、统计等基于流程管理的信息系统。RIS 是优化医院放射科工作流程管理的软件系统，一个典型的流程包括登记预约、就诊、采集影像、出片、报告、审核、发片等环节。配合医学分类和检索、放射物资管理、影像设备管理和科室信息报表等外围模块，实现了患者在整个流程中的质量控制和实地跟踪、差错统计，为医患纠纷的举证倒置提供依据，从而使得放射科的管理进入到清晰的数字化管理阶段。

一般意义上讲，RIS 是单指影像科的信息系统，PACS 是全院的影像存储与传输系统。因为影像科是医学影像的主要组成部分，所以 RIS 是 PACS 的重要组成部分。从功能上讲，RIS 主要包括患者的登记、诊断、阅片和书写报告等内容，而 PACS 更多专注于图像的采集、存储和调阅。

医学图像相关的信息化系统，即 HIS、RIS、PACS 的关系，如图 1-2-1 所示。

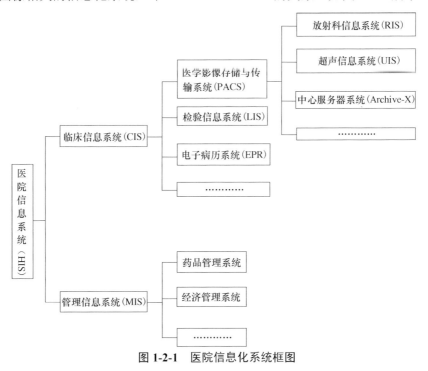

图 1-2-1　医院信息化系统框图

## 三、PACS 系统结构

PACS 系统把日常产生的各种医学影像（包括磁共振、CT、超声、各种 X 光机、各种红外仪、显微仪等设备产生的图像）通过各种接口（模拟、DICOM、网络）以数字化的方式海量保存起来，当需要的时候在一定的授权下能够很快调回使用，同时增加一些辅助诊断管理功能。它在各种影像设备间传输数据和组织存储数据具有重要作用。

PACS 系统主要包括图像采集系统、图像传输系统、图像存储系统和图像显示系统四部分组成，如图 1-2-2 所示。其中，图像采集系统是指用于采集被检体信息的医学影像设备，包括 X 线设备、磁共振设备、超声设备和核医学设备等；图像传输系统是指用于传输图像的网络平台，包括光缆、交换机、路由器等软硬件服务平台；图像存储系统是指用于图像存储的设备，包括服务器、硬盘、光盘等存储媒介；图像显示系统是指用于显示图像信息的终端，包括面向放射科技术人员、医生和其他群体的显示终端。

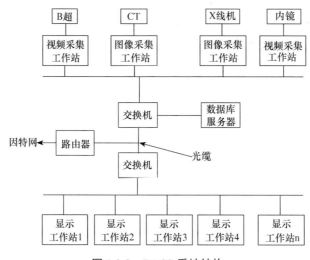

图 1-2-2　PACS 系统结构

## 四、PACS 系统功能

### (一) 检查信息登记

医院放射科前台登记工作站录入患者基本信息及检查申请信息，也可通过检索 HIS 系统（如果存在 HIS，并与 PACS/RIS 融合）进行患者信息自动录入，并对患者进行分诊登记、复诊登记、申请单扫描、申请单打印、分诊安排等工作。

患者信息一经录入，其他工作站可直接从 PACS 系统主数据库中自动调用，无需重新手动录入；具有 WorkList 服务的医疗影像设备可直接由服务器提取相关患者基本信息列表，不具备 WorkList 功能影像设备通过医疗影像设备操作台输入患者信息资料或通过分诊台提取登记信息。

### (二) 医学图像采集

通过影像设备获取具有临床诊断价值的医学图像，指图像采集工作站从成像设备获取图像数据，将图像数据转换成 DICOM 标准的格式，并将其送往 PACS 控制器。根据采集的图像性质不同，可分为静止图像和运动图像两种。其中，动态医学图像（如超声心动图和血管造影）包括一系列随时间变化的图像，通常采用帧捕捉的方式将其转换成数字图像，而静止图像可以分为三类。

1. 符合 DICOM 3.0 的数字化数据，可以直接与采集计算机相连。

2. 非标准的数字化数据，设计者必须获得设备生产厂商关于数据结构和接口协议的详细说明，才能设计应用软件，从设备的串行口或并行口读取非标准数据，并转换为标准化数据。

3. 非数字化数据（如胶片、视频图像等），一种方法是使用专用扫描仪直接得到数字图像，另一种则用摄像头获得模拟输出，然后用帧捕捉的方式将其转换成数字图像，这种方法也适用于从医疗设备的监视器输出获得的数字图像。

### (三) 图像存储与传输

图像要进行高效的存储和传输，需要进行图像的处理，即图像预处理和图像压缩。图像数据压缩技术包括有损和无损压缩。

1. 无损压缩　能实现由压缩图像到原始图像的完全恢复，因此也称为可逆压缩。其特点是在压缩过程中不会丢失重要信息，但压缩比小，一般在 2～3 倍。

2. 有损压缩　不能实现由压缩图像到原始图像的完全恢复，压缩过程不可逆。其出发点是以图像部分损失为代价换取高压缩比，得到视觉上可以接受的图像。能得到较高的压缩比，一般在 10～50 倍或更高。

图像处理之后，通过数字通信设备进行传输，在数字通信网络设计中要考虑以下五个因素：通信速度、通信标准、容错性、安全性及网络建设和维护费用。根据通信速度的不同，可以分三类，即低速（小于 10Mb/s）以太网（Ethernet）；中速（100Mb/s）光纤分布数据接口（FDDI）；高速（不小于 155Mb/s）异步传输模式（ATM）。

通过数字通信系统，医学图像进入存储管理系统。系统能够实现对短期、中期和长期图像存档数据的分级管理。系统设计中的两个核心问题是数据完整性和系统效率。数据完整性是指 PACS 系统从成像设备获得的图像数据不能被丢失，系统效率是指要缩短显示工作站对图像数据的访问时间。

PACS 存档系统是 PACS 系统的核心，主要由四部分构成：存档服务器、数据库系统、光盘库及通信网络。采集计算机和显示工作站通过网络与存档系统连接。采集计算机从各种成像设备获得的图像首先被送到存档服务器，然后存储到光盘库，最后送到指定的显示工作站。

### (四) 图像浏览显示

患者完成影像检查后，医师可通过网络进行影像调阅、浏览及处理，并可进行胶片打印输出后交付患者。需要调阅影像时 PACS 系统自动按照后台设定路径从主服务器磁盘阵列或与之连接的前置服务器中调用，磁盘阵列服务器，如图 1-2-3 所示。调阅的图像通过显示工作站呈现给临床工作人员，为临床诊断提供重要的信息，如图 1-2-4 所示。

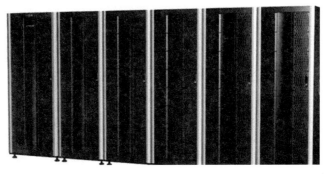

**图 1-2-3　磁盘阵列服务器**

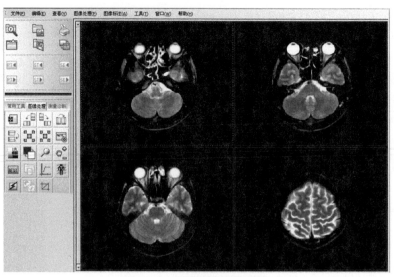

图 1-2-4 医学图像浏览显示

显示工作站包括通信、数据库、显示、资源管理和处理软件。目前常用的显示设备分为 512 显示器、1K 显示器、2K 显示器几种，其扫描线分别为 512 线、1024 线和 2048 线，其应用范围不尽相同。如诊断工作站为 2.5K×2K；回顾工作站为 1K×1K；图像分析工作站和高分辨率硬拷贝打印工作站的显示设备也有一定的差异性。

**(五) 诊断报告撰写**

患者完成影像检查后由专业人员对影像质量进行评审，并进行质量分析。完成质量评审控制后的影像，诊断医师可进行影像诊断报告编辑，并根据诊断医师权限，分别进行初诊报告、报告审核等工作。

在书写报告过程中，可利用信息技术平台使用诊断常用词语模版，以减少医师键盘输入工作量。诊断报告审核过程中可对修改内容进行修改痕迹保留、可获得临床诊断、详细病史、历史诊断等信息，可将报告存储为典型病例供其他类似诊断使用，供整个科室内学习提高使用。

审核完成的报告通过信息技术平台的打印机输出由医师签字后提交，同时诊断报告上传至主服务器存储备份。打印完成后的报告不能再进行修改，但可以只读方式调阅参考。

诊断报告单示例，如图 1-2-5 所示。

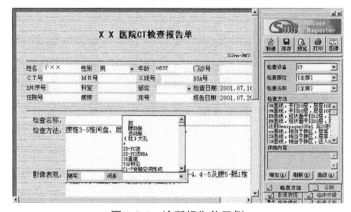

图 1-2-5 诊断报告单示例

## (六) 医学图像处理

医学影像图像处理技术是图像处理的一个重要分支，是指使用图像处理技术对医学影像进行获取、处理、增强等操作，以获得医学所需的人体信息和生物信息。PACS 系统在图像处理方面提供了非常实用的功能。通过信息处理技术，设置图像的亮度和对比度，调整图像的窗宽窗位，测量影像密度值、结构长度和区域面积，调整图像大小，裁剪及标注添加等基本处理功能，如图 1-2-6 所示。

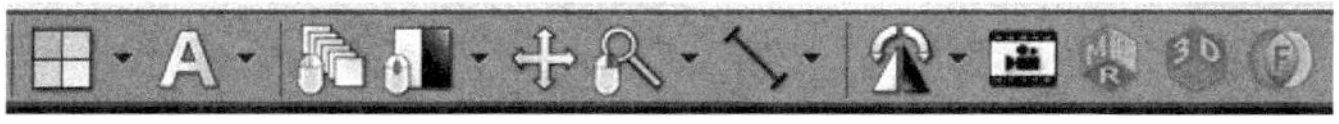

**图 1-2-6 图像基本处理**

随着现代成像技术的发展，医学影像处理技术逐渐融合了医学影像学、医学信息学、图像学等多领域的内容，成为一门交叉学科，在生命科学研究和疾病发展的诊断中，体现出重要的应用价值。与一般意义的图像处理相比，医学影像处理体现出其特殊性和实用性。医学影像处理的对象为医学影像，如何从现有的医学数字影像中获取更多利于诊断的信息，是医学影像处理的最直接的目的。对具体技术的应用均是围绕这一目的展开的。

目前的医学影像处理技术主要集中在影像信息的增强，病灶信息的识别和量化，对影像中组织的分割、融合和重建，功能影像的分析，基于定量影像学和精确治疗的影像综合处理等领域。

医学图像处理的各种技术方法需要借助计算机语言，以函数或软件的形式来简洁高效地实现。多数计算机语言均可进行图像处理编程，但并不都是简便易用。目前的医学图像处理软件有 HALCON、VISION PRO、NI VISION、NI VISION BUILDER AI、EVISION、MATHMATICS、OPENCV 等。

目前，显示工作站一般都具备数字图像管理和图像处理功能，图像处理会提高图像的诊断价值，典型处理工具主要有以下几种。

1. 图像勾边（outling）。

2. 边界检测（boundary detection）。

3. 去模糊（deblurring）。

4. 消除噪声（noise cleaning）。

5. 滤波（filtering）。

6. 直方图修正（histogram modification）。

7. 图像反转（image reverse）及距离、面积和平均灰度测量（distance，area，and average gray level measurements）等。

# 第二篇　医学影像信息技术操作

## 项目一　放射科登记

### 一、放射科登记岗位规范

放射科登记室是患者进行影像学检查的门户，检查前登记室要对患者进行登记，划价收费，并对其分诊，检查中对患者进行查看监督，检查后登记室要打印报告并进行准确无误地分发，还要将患者影像照片、报告等信息进行保存。根据工作需要对登记室提出以下规范。

#### (一) 登记室的设置规范

首先，登记室必须设置在放射科比较醒目的入口处，以便患者一眼就能看到，方便患者；其次，登记室应设专门接待台并配备一定数量的扬声器，以方便患者与工作人员沟通交流；再次，在登记室窗口处应标出常规收费，注意项目及检查前应做的准备，检查后取报告的时间，使患者明确检查相关事项，并起到一定的监督作用，防止乱收费。

#### (二) 登记室工作人员规范

首先，工作人员必须具备一定的医学知识，要熟悉放射科各室的工作安排；其次，工作人员必须具有很强的责任心，对患者要热心，态度要和蔼，解释工作要耐心，要为患者排忧解难，使患者更好地配合放射科技师的工作，从而达到提高照片质量的目的；还要具有一定的计算机知识，能熟悉地运用计算机进行检查信息的查对和传输。

#### (三) 登记室工作制度规范

为保障登记室工作有序开展，制定登记室的工作制度规范，示例如下。

1. 登记室工作人员的分工合作及奖赏制度。

2. 临床医师的借、还片制度。

3. 照片归档的管理制度，以保证和提高放射科医师诊断的准确性及连续性。

#### (四) 登记室导诊规范

结合工作中的实际情况，登记室工作人员负责导诊分流，提高患者就医效率，同时也解决了各检查室之间的工作量相差悬殊的问题，减少了医技人员和患者之间的矛盾。

#### (五) 登记室管理内容规范

管理内容包括患者的姓名、性别、年龄、就诊科室、临床医师、病案号码、临床诊断、检查部位、检查设备、检查时间等方面的记录，要逐一输入计算机，同时记录患者的影像胶片尺寸、数量、领取情况。

## 二、放射科登记典型工作任务

### (一) 预约登记

1. 工作案例

患者基本信息：张三，男性，33 岁。

主诉：重度咳嗽。

临床诊断：急性肺炎筛查。

检查申请单：见表 2-1-1。

表 2-1-1　检查申请单

北京××医院

检查申请单

床号：7-14

患者类型：13. 医疗保险

病区：病房楼三层 2 病区

| 登记号：00000012 | 姓名：张三 | 年龄：33 岁 | 病历号：604375 |
|---|---|---|---|
| 就诊科室：呼吸 2 | 性别：女 | 出生日期：1979.4.12 | 医保手册号：7600S |

临床症状：重度咳嗽

临床诊断：急性肺炎筛查

检查项目：申请 CT 检查——胸部平扫

特殊病史：高血压（　）心脏病（　）糖尿病（　）肾脏疾病（　）肝脏疾病（　）其他（　）

上机医师：　　　　检查时间：

接收科室：放射科　申请时间：20120412　申请医师：李四

各位患者请注意：1. 检查前请患者认真做好检查前准备

　　　　　　　　　2. 检查结束后 30 分钟发片室领取检查结果

2. 检查信息登记

（1）在 RISLogin 系统主界面，点击【预约登记】按钮，弹出"预约新检查"窗口，如图 2-1-1 所示。界面包括三个主要内容：一是 HIS 编号的检索，在 PACS 系统与医院 HIS 系统信息共享的基础上，可以直接获取患者的基本信息和检查信息，如果无共享，可不录入；二是患者的基本信息，包括姓名、性别、联系方式等内容；三是检查信息，包括检查的设备信息、申请检查信息和检查方式信息等，其中设备类型和检查部位尤为重要，会影响到患者的分诊和检查结果。

（2）在"预约新检查"窗口中输入患者的基本信息和检查基本信息。点击【收费明细】按钮，根据选择的设备类型和设备名称，在费用列表中选择不同收费；点击【选择部位】按钮，弹出"选择检查部位"对话框，如图 2-1-2 所示。

（3）根据设备列表中的设备类型及设备名称，在部位列表中进行单个部位或多部位的选择，点击【确定】按钮，即可将选择的检查部位填写到预约新检查界面的"检查部位"处。填写完患者信息和检查信息后，单击【保存（S）】按钮，患者预约成功，如图 2-1-3 所示。

3. 登记信息查询　在 RISLogin 登记工作站系统主界面，单击【已登记队列】按钮，系统切换至"已登记队列"界面，如图 2-1-4 所示。

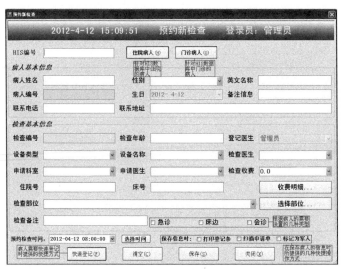

图 2-1-1　预约登记界面

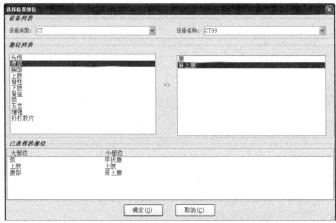

图 2-1-2　登记检查部位界面

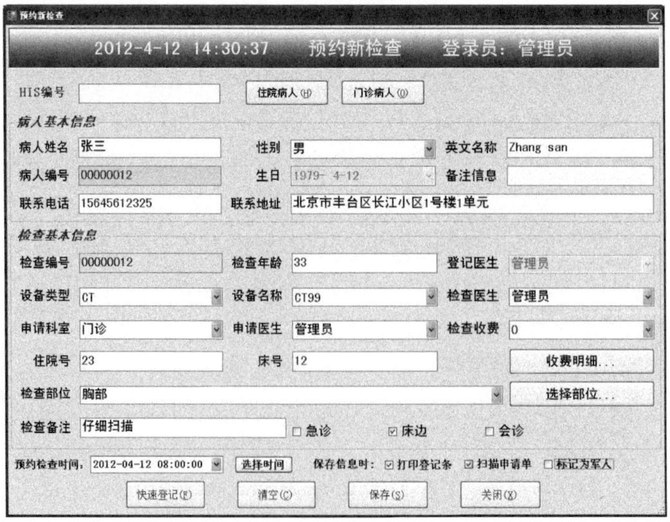

图 2-1-3　登记信息录入界面

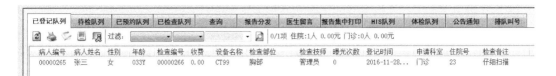

图 2-1-4 登记列表

4. 登记信息打印 选中患者，单击【打印登记条】按钮，如图 2-1-5 所示。

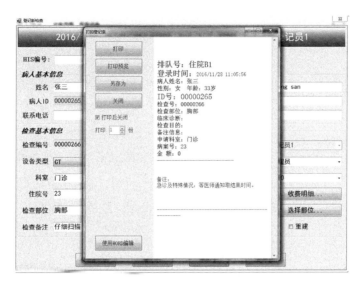

图 2-1-5 登记条打印

(二) 分诊叫号

打开分诊叫号系统，在列表中检索患者信息，如图 2-1-6 所示。

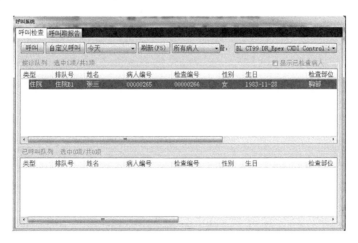

图 2-1-6 分诊信息检索

选中分诊叫号条目，点击【叫号】按钮，如图 2-1-7 所示。

### (三) 报告分发

在 RISLogin 登记工作站系统主界面，单击【报告分发】按钮，系统弹出窗口，如图 2-1-8 所示。根据报告分发的状态不同，分为患者报告发放和未发放两种。

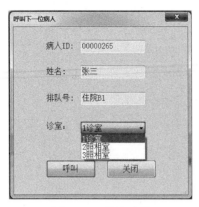

图 2-1-7  分诊叫号

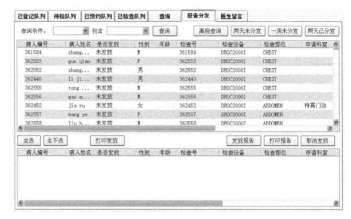

图 2-1-8  报告分发界面

进行被检查者信息查询，在"查询条件"和"包含"分别对应的下拉列表框和组合框中输入所要查询的患者信息，单击【查询】按钮，在患者信息显示区显示查询到的患者病历，如图 2-1-9 所示。

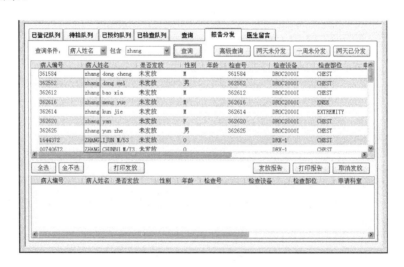

图 2-1-9  报告分发信息查询

在患者信息显示区双击某一患者，该患者信息会自动加载到准备发放的患者信息列表中，如图 2-1-10 所示。

单击【打印发放】按钮，操作完成后，在患者信息显示区患者的状态改变为"已发放"，如图 2-1-11 所示。

### (四) 医生留言查询

在 RISLogin 登记工作站系统主界面，单击【医生留言】按钮，系统弹出窗口，如图 2-1-12 所示。

对已留言的患者进行查询时，在"患者编号"对应的文本输入框中输入患者编号，单击【查询】按钮，如图 2-1-13 所示。

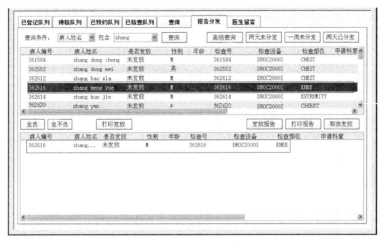

图 2-1-10　报告分发信息添加

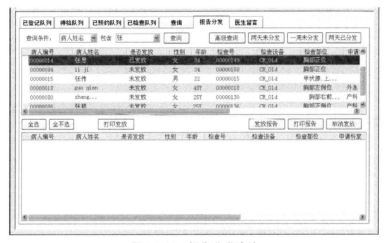

图 2-1-11　报告分发确认

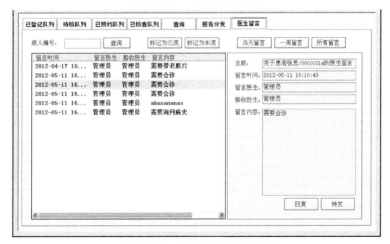

图 2-1-12　医生留言信息查询

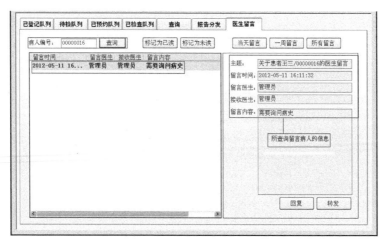

图 2-1-13  患者留言信息检索

单击【当天留言】按钮，在患者信息显示区显示当天留言的患者信息，如图 2-1-14 所示。

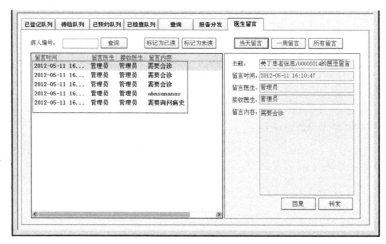

图 2-1-14  当天留言信息检索

## 三、放射科登记工作质量标准

登记室工作的质量标准主要包括服务标准、技术标准及制度标准三个方面，具体内容如下。

1．登记室工作人员每天上班前认真检查登记室电脑的运行情况，发现故障及时检修，以保证当日工作的正常进行。

2．放射科登记室是科室的窗口，工作人员必须有热情、耐心、细致的工作态度，积极主动地迎接患者的来检，并做好各种检查前后的解释工作。

3．接到各种检查申请单后要认真检查申请单上的各项目填写是否齐全，核对患者的姓名、性别、年龄、检查部位，如有不符要及时补充更改。技术操作符合信息化技术平台的规范，无操作错误。

4．注意询问患者是否做过同类的检查，如在院内或院外曾做过同类检查要及时调出旧片以便医师发报告时作为参考。

5. 对患者检查的预约，要注意交代患者检查时间、检查前应做的准备工作及注意事项，例如对下腹部检查的患者，要提前预约患者到放射科口服胃肠对比剂，以利于患者及时检查，减少候诊时间。

6. 患者检查的各项资料登记完毕后及时引导患者到相关的检查室进行检查。

7. 每天下班前要认真检查当日检查情况，包括检查人次、经济收入，并做好患者检查资料的入档、存储工作，以免资料的丢失。

8. 患者取诊断报告时要认真核对患者姓名、性别、年龄、检查号、检查部位与照片是否相符，防止信息错误，并要求患者或家属签名。

9. 搞好登记室的环境卫生，整理登记室，保证资料存放整齐。

# 项目二　患者影像采集

## 一、影像采集岗位规范

影像采集岗位的主要职责是充分发挥设备功能和性能，最大限度地提取人体解剖结构、病理学、生理生化信息，得到真实、满足临床诊断要求的影像学佐证。在整个检查服务过程中，尤其是影像采集的过程中，更需要人与人之间的语言、情感、肢体等多方面的交流。

### (一) 医技人员行为规范

为进一步规范医疗机构从业人员行为，2012 年卫生部、国家食品药品监督管理局和国家中医药管理局组织制定了《医疗机构从业人员行为规范》。其中第七章为《医技人员行为规范》，规定了如下内容。

1. 认真履行职责，积极配合临床诊疗，实施人文关怀，尊重患者，保护患者隐私。

2. 爱护仪器设备，遵守各类操作规范，发现患者的检查项目不符合医学常规的，应及时与医师沟通。

3. 正确运用医学术语，及时、准确出具检查、检验报告，提高准确率，不谎报数据，不伪造报告。发现检查检验结果达到危急值时，应及时提醒医师注意。

4. 指导和帮助患者配合检查，耐心帮助患者查询结果，对接触传染性物质或放射性物质的相关人员，进行告知并给予必要的防护。

5. 合理采集、使用、保护、处置标本，不违规买卖标本以谋取不正当利益。

### (二) 摄影岗位职责规范

目前，医学影像科通常有不同的影像采集方式，根据各自工作特点，其对应的岗位职责也有所不同。

1. X 线摄影技术人员职责（照相室）

（1）每日上班后应先开机、开空调。检查患者前先作球管预热，不许在未预热状态下检查患者。机器出现故障时，应记录在案，维修情况也应记录。各种仪器设备及附属用品使用完毕必须复位并整理机房、清洁设备。

（2）严格遵守操作规程，按规定的性能条件进行工作，不得擅自更改设备的性能及参数。不经岗位责任者同意不得开机使用，实习人员必须在老师指导下工作。

（3）进行 X 线摄影检查前，应仔细核对患者姓名、性别、年龄、科室、床号、住院号、摄片部位和会诊单，检查号码是否准确，严防错号、重号和患者重名重姓。

除去患者身上金属、膏药等物品。对检查有不明之处及时请示本科医师或上级技师，或与临床医师取得联系。

（4）摄影操作时注意周围有无障碍物及诸附件有无固定。危重患者或怀疑脊椎骨折患者应有临床医师陪同，协助移动患者和摆位，以免因摄影操作而加重病情，发生意外。

操作者认为检查符合诊断要求时才能让患者离科。否则，必要时应及时补救。在使用碘对比剂时，工作结束后再观察 15min，及时发现迟发反应。

（5）患者检查结束后，应填写检查日期、照片数目、曝光条件；特殊摄影应记录摄影体位，最后签名。

（6）讲奉献、讲贡献，不推诿患者，坚守工作岗位，按时开门检查，机房内不得会客聊天和做与工作无关的事情。机房内不准吃食物，严禁吸烟。发生医患纠纷时，克制忍耐，多做解释，妥善处理，及时汇报。

（7）加强防护意识，对患者敏感部位进行必要的照射时，注意尽量使用最小照射野，无关人员不要进入正在工作的环境，陪护人员应给予防护射线的教育。

2. CT 技术人员职责（CT 室）

（1）按照 CT 机规定的程序和要求进行操作。

（2）按照病例检查要求进行摆位和扫描定位。

（3）严禁重力敲打键盘，操作应做到"轻、准、稳"。

（4）扫描定位、选层、加层应与医师取得联系。

（5）准确填写扫描条件、层厚等。

（6）密切注意扫描中及增强后患者的情况，遇不良反应立即停止扫描，并组织抢救。

（7）每周进行 CT 机维护保养。

（8）扫描室、控制室、计算机室的温度、湿度应符合 CT 机规定要求，一般温度控制室、扫描室控制在 22℃±4℃，相对湿度 65% 以下。

（9）保持清洁，严禁存放无关的物品。

（10）定期校正 CT 值和维护保养。

3. MRI 技术人员职责（MR 室）

（1）严格掌握适应证和禁忌证，进入扫描室前应除去一切金属物品。

（2）根据申请单明确检查要求。

（3）向患者解释检查过程、消除恐惧心理，争取良好合作。

（4）保持合适的温度 16～22℃ 和适当的相对湿度 40%～60%。以创造良好环境，保证设备的正常运行。

（5）每天检查液氦的存储量，如低于 75% 应立即停止使用，以防失超。如遇失超立即打开通风装置并迅速撤离，立即通知维修人员以免失超进一步发展。

（6）每天检查冷水机水压、运行状况，并做详细记录。

（7）节假日期间固定人员须定时到 MR 室检查空调、水冷机组运行状况并做详细记录。

（8）严格执行操作规程，遇有问题及时通知维修人员，严禁擅自动作。

（9）专机专人负责，非操作人员严禁入内，不准存放无关物品。

（10）填写工作日志，记录工作内容和设备运行情况。

## 二、影像采集典型工作任务

根据摄影部位的不同，影像采集的内容和标准存在一定的差异，在此以常见的胸部正侧位摄影和 CT 胸部增强扫描为典型工作任务，开展影像采集训练。

### (一) DR 胸部摄影任务

#### 1. 接诊

被检者信息：王某某，上呼吸道感染致咳嗽 1 周，并有加重趋势，伴发热 38.7℃。

技术人员可从工作列表中查询并双击对应条目来选择被检者，以进入检查界面，如图 2-2-1 和图 2-2-2 所示。

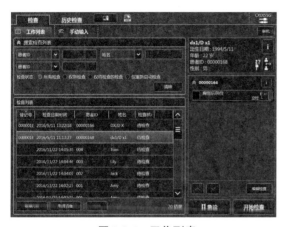

图 2-2-1　工作列表

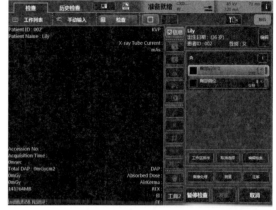

图 2-2-2　检查界面

进入被检者检查界面后，可根据需要对检查进行编辑，例如增加、删减检查体位等，如图 2-2-3 所示。

#### 2. 检查前准备

（1）进行 X 线摄影检查前，应认真进行"三查四对"，严防出错。

（2）除去患者身上可能影响图像质量的所有物品，注重做好解释工作。

（3）对检查有不明之处应及时请示本科医师或上级技师，或与相关临床科室医师取得联系。

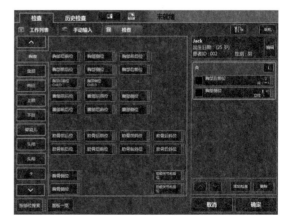

图 2-2-3　编辑检查界面

#### 3. 体位摆放　胸部摄影通常采用站立

位，对于无法站立的被检者，也可以根据情况采用坐位、半坐位或仰卧位。针对该被检者情况，选择站立位。

胸部正位常规摄后前位片。胸部侧位片则根据需要选择正确的方向，如果主要检查肺部，常规摄右侧位片或摄患侧侧位片，如果主要检查心脏大血管，则常规摄左侧位片。针对该被检者情况选择摄右侧位片。

（1）胸部正位片：被检者立于摄影架前，背向 X 线管，双足分开与肩同宽，前胸壁紧贴摄影架，身体正中矢状面与 IR 垂直，并对准 IR 中线，头稍上仰，下颌置于立位摄影架颌托上。两手背放在髋部，双侧肘部尽量内旋向前，双肩下垂，使锁骨成水平位，双肩胛骨拉向外侧，减少与肺野重叠，IR 上缘超出双肩峰约 3cm，下缘包肋膈角，两侧包括侧胸壁，中心线经第 5 胸椎水平垂直射入。

（2）胸部侧位片：被检者侧立于摄影架前，被检侧贴近摄影架，双足分开与肩同宽，身体矢状面与 IR 平行，身体长轴中线对准 IR 中线，两臂上举屈肘交叉抱头或抓住固定架，使两肩尽量不与肺部重叠，IR 上缘平第 7 颈椎，下缘平肋膈角，前胸壁及后背部与摄影架边缘等距，中心线对准腋中线第 6 胸椎水平（第 6 胸椎处侧胸壁中点）垂直射入。

4. 参数设定　在数字 X 线成像设备中，通常已经针对不同曝光部位预设好曝光参数，技术人员也可以在充分考虑 X 线管容量、设备及被检者的身体条件等情况下，选择合理的曝光参数。如图 2-2-4 和图 2-2-5 所示。

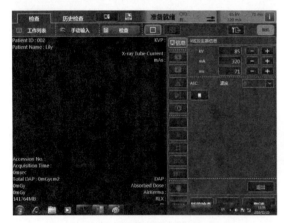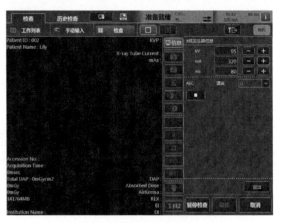

图 2-2-4　胸部正位片参数设定　　　　　图 2-2-5　胸部侧位片参数设定

5. 摄影及结果　摄影时，要求被检者深吸气后屏气（保持不动）曝光，曝光后嘱被检者正常呼吸。

（1）胸部后前位照片影像：显示胸部正位影像，包括胸廓、全部肺野及两侧肋膈角。两侧胸锁关节对称，两侧锁骨水平对称显示，肩胛骨内侧缘投影于肺野之外，第 1～4 胸椎清晰可见，其他胸椎可见；双侧肺野对称显示，心脏居中偏左，心脏大血管边缘及膈肌影像锐利，肺纹理由肺门呈放射状伸向肺野，肋骨纹理清晰，气管和邻近的支气管清楚显示，双肺尖显示充分。摄影结果如图 2-2-6 所示。

（2）胸部侧位照片影像：显示胸部侧位影像。包括肺尖、前后胸壁、膈肌及后肋膈角。膈肌前高后低；胸骨及胸椎呈侧位像，清晰显示；从颈部到气管分叉部，能连续追踪到气管影像，心脏大血管居中偏前，心脏前后缘、主动脉、心脏前后间隙、肺野、横膈影像清晰显示，食管显影时位于心影后方。摄影结果如图 2-2-7 所示。

（二）CT 胸部增强扫描任务

1. 接诊　技术人员可从工作列表中查询并双击对应条目来选择被检者，开始编辑检查，如图 2-2-8 和图 2-2-9 所示。

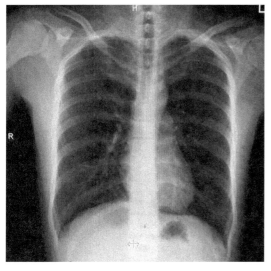

图 2-2-6 胸部后前位照片影像图

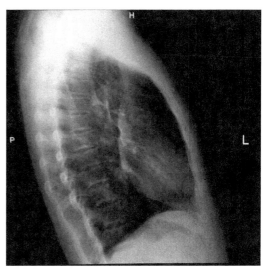

图 2-2-7 胸部侧位照片影像图

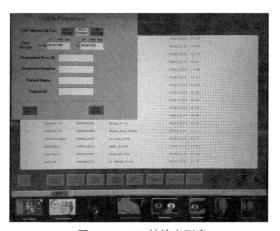

图 2-2-8 CT 被检者列表

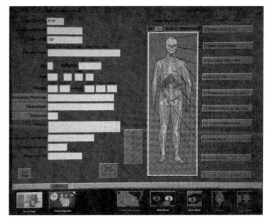

图 2-2-9 CT 检查编辑

2. 检查前准备

（1）阅读并核对检查申请单：认真核对患者检查申请单的基本资料，包括患者姓名、性别、年龄和 CT 检查号等一般情况，确认检查患者无误。

（2）明确检查部位及目的：认真阅读申请单上的检查部位及目的等，如发现填写不清楚时，应与临床医师联系了解清楚后再行检查。同时，针对检查需要，询问患者相关事宜，如过敏史等。

（3）向患者说明检查过程：根据临床要求的检查部位和目的制订扫描计划，向患者解释检查过程，以及患者可能会出现的感受，取得患者配合，并告知患者出现异常情况时如何与操作人员联系。

（4）采取适当防护措施：要对非检查部位的重要器官进行辐射防护，尽量减少不必要的辐射伤害。

3. 体位摆放 被检者仰卧于检查床上，头先进，身体置于床面中线，双臂上举，以减少肩部组织及双上肢产生的线束硬化伪影。扫描范围一般为肺尖至肺底，包括整个肺组织及肋膈角。有时为了排除肺的后部因通气不足和肺血分布的影响而造成的炎症假象，或更好地观察后肋膈角区病灶，可采取俯卧位 CT 扫描。

4. 参数设定　采用胸部正位定位像，常规螺旋扫描，层厚 5～10mm，FOV 300～350mm，重建算法为标准重建，如图 2-2-10 所示。

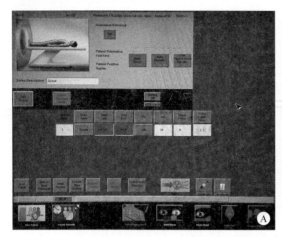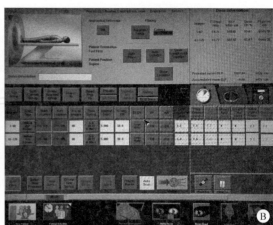

**图 2-2-10　CT 胸部定位及增强扫描参数设定示例**

5. 扫描方式　先平扫，根据平扫图像选择触发层面，以及增强的扫描范围；然后注射对比剂后 25～30s 扫动脉期，55～60s 扫静脉期，或使用对比剂团注追踪技术自动触发扫描。

6. 扫描及结果　被检者自然呼吸，当听到屏气指令后，应该在深吸气末屏住呼吸并保持一段时间以配合 CT 完成扫描。深吸气末屏气扫描的好处是可以减少肺内支气管、血管的聚集和肺血的坠积效应，并且减小运动伪影。扫描结果如图 2-2-11 所示。

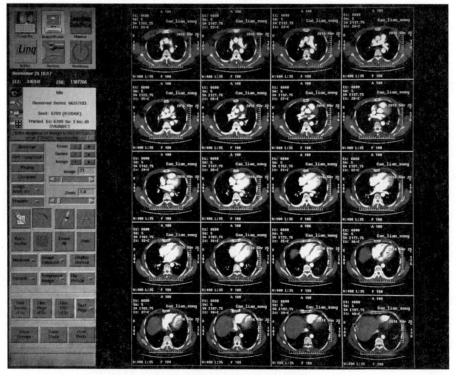

**图 2-2-11　CT 胸部增强扫描图**

## 三、影像采集工作质量标准

为了获取一幅具有诊断价值的优质图像，技术人员在工作中需要注意多方面因素，排除一切可能影响图像质量的因素。不同的影像设备工作流程及标准存在差异，但基本上包括患者准备、设备操作和图像处理三方面。首先，检查前应注意摘除被检者身上任何可能影响图像质量的物体，如项链、膏药等，女性被检者脱去胸罩；其次，根据检查需要及被检者身体状况、摄影部位等来选择合适的设备配置和成像参数；最后进行正确的影像后处理，以便清晰显示欲观察的兴趣区组织细微结构，满足临床诊断的要求。

下面以普通 X 线检查为例，对患者影像采集工作质量标准提出以下要求。

1. 设备应用标准

（1）了解机器的性能、规格、特点和各部件的使用及注意事项，熟悉机器的使用限度及其使用规格表。

（2）严格遵守操作规则，正确熟练地操作，以保证机器使用安全。

（3）在使用前，必须先调整电源电压，使电源电压表指针达到规定的指示范围。外界电压不可超过额定电压的±10%，频率波动范围不可超过±1Hz。

（4）在曝光过程中，不可以临时调节各种技术按钮，以免损坏机器。

（5）在使用过程中，注意控制台各仪表指示数值，注意倾听电器部件工作时的声音，若有异常，及时关机。

（6）在使用过程中，严防机件强烈震动，移动部件时，注意空间是否有障碍物；移动式 X 线机移动前应将 X 线管及各种旋钮固定。

（7）X 线机如停机时间较长，需将球管预热后方可投入使用。

2. 设备操作流程标准

（1）闭合外电源总开关。

（2）接通机器电源，调节电源调节器，使电源电压指示针在标准位置上。

（3）检查球管、床中心、暗盒中心是否在一条直线上。

（4）根据检查需要进行技术参数选择。

（5）根据需要选择曝光条件，注意先调节毫安值和曝光时间，再调节千伏值。

（6）以上各部件调节完毕，患者投照体位摆好，一切准备就绪，即可按下手动开关进行曝光。

（7）工作结束，恢复设备原始位置，然后切断机器电源和外电源。

3. 患者摄影流程标准

（1）阅读申请单：仔细阅读申请单内容，认真核对患者姓名、年龄、性别，了解患者病史，明确投照部位和检查目的。

（2）确定摄影位置：一般根据医嘱用常规位置投照，如遇特殊病例可根据患者的具体情况加照其他位置，如切线位、轴位等。

（3）摄影前的准备：去掉一切影响 X 线穿透力的物质，如发夹、金属饰物、膏药。有条件者换上专为患者准备的检查衣服。投照腹部、下部脊柱、骨盆和尿路等平片时，应事先做好肠道准备。

（4）选择胶片尺寸：应按患者检查部位的大小及临床要求选择胶片的尺寸。根据投照方式、要求范围，胶片应放置于适当位置。

（5）安放照片标记：照片标记应包括摄片日期、X线片号、左右。标记应放在暗盒的适当部位，不可摆在诊断范围之内。

（6）摆位置对中心线：依照部位及检查目的，按标准位置摆好体位，尽量减少患者痛苦。根据要求将中心线对准被摄部位，并校对胶片位置是否包括要求投照的肢体范围。

（7）测量肢体厚度。

（8）训练呼吸动作：在摆位置前根据需求做好呼气、吸气或屏气动作的训练，要求患者完全合作。

（9）选择焦片距：按部位要求选择好焦点与胶片的距离。

（10）选择曝光条件：根据投照部位、体厚、生理和机器条件，选择最佳kV、mA及时间。

（11）曝光：以上各步骤完成后，再校正控制台各曝光条件是否有错，然后曝光。在曝光过程中，密切注意被检者及各仪表工作情况。

（12）曝光结束后操作者签名，特殊检查体位应做记录。

4. 摄影参数选择标准

（1）有效焦点的选择：在不影响X线管超负荷的原则下，尽量采用小焦点摄影，以提高照片的清晰度。

（2）焦片距及肢片距的选择：摄影时应尽量缩小肢片距，如肢体与胶片不能贴近时，应适当增加焦片距。

（3）中心线及斜射线的应用：在重点观察的肢体或组织器官平行于胶片时，中心线垂直于胶片，与胶片不平行而成角度时，中心线应与肢体与胶片夹角的分角线垂直。倾斜中心线与利用斜射线可取得相同效果。

（4）呼气与吸气的应用：患者的呼吸动作对摄片质量有很大影响。根据不同的部位，可采用如下几种屏气方式。

1）平静呼吸下屏气：心脏、上臂、肩、肋骨、颈部及头颅等部位，因呼吸时胸部肌肉牵拉，使以上部分发生颤动，故可予平静呼吸下屏气摄片。

2）深吸气后屏气：应用于肺部及膈上肋骨的摄影。可增加肺内含气量，提高对比度，同时使膈肌下降，肺野暴露更广泛。

3）深呼气后屏气：常用于腹部及膈下肋骨的摄影。呼气后膈肌上升，腹壁厚度。

4）缓慢连续呼吸：在曝光时患者作慢而浅的呼吸动作，使某些重叠的组织因呼吸而模糊，而被摄部位可较清楚地显示，如胸骨正位摄片。

5）平静呼吸：用于下肢、手及前臂、躯干等部位摄片。

（5）滤线设备的应用：肢体厚度超过15cm或管电压超过60kV时，一般需加滤过板、滤线器。

（6）肢体摄影时，必须包括上下两个关节或邻近一端的关节。

（7）在同一张胶片上同时摄取两个位置时，肢体同一端应放在胶片同一侧。

5. 摄影技术标准示例　以颅骨X线摄影（后前正位）为例。

【适应证】

1）头颅先天性疾病。

2）颅骨炎症、肿瘤及肿瘤样病变。

3）外伤。

4）钙化性颅内占位疾病。

5）颅内压增高症。

【禁忌证】

临床疑有颅底骨折患者，不宜做颅底—颏顶位检查。

【操作方法及程序】

1）患者俯卧于摄影台上，两臂置于头部两旁。

2）头部正中矢状面垂直床面，并与暗盒中线重合。

3）两侧耳垂根部与台面等距，下颌稍内收，使听眦线与台面垂直。

4）暗盒上缘超过头顶3cm，下缘包括部分下颌骨。

5）采用滤线器或滤线栅摄影。摄影距离为100cm。

6）中心线经枕外隆凸，通过眉间垂直射入暗盒。

【注意事项】

患者俯卧有困难，也可采用仰卧位摄影，同时注意头部异物。

【评价标准】

1）两眼眶外缘与颅骨外缘等距显示，颅骨在片中布局合适。

2）岩部显示在眶内不与眶上缘重叠，可见内耳道影。

【质控要点】

1）头正中矢状面与胶片垂直，两耳孔等距，听眦线垂直胶片。

2）中心线垂直通过后枕粗隆。

# 项目三 医学图像存储与传输

## 一、图像存储及传输岗位规范

### (一) 临床应用规范

医学图像存储与传输系统是利用现代计算机技术和网络技术，收集现代化医学成像设备的影像，通过网络传输到后台服务器并存储，医院医生可在各终端浏览查阅，替代传统的影像胶片存储和管理方式，实现了医院放射科业务的流程化和信息化的管理模式，提高了放射科的工作效率。

图像的传输存储过程是将采集到的位于影像工作站上的图像按一定的格式、一定的组织原则存贮到物理介质上，如服务器、光盘等，以备使用，系统应用时应考虑存贮格式、存贮空间、存贮介质等问题。

存储系统必须具备以下特性。

1．医学图像数据和相关信息的完整性。

2．数据查询的高效率及存储的低代价。

3．系统信息传输与存储的安全性。

### (二) 医学影像标准——DICOM

DICOM 是 digital imaging and communications in medicine 的英文缩写，即医学数字成像和通信标准，为医院放射科影像通信协议提供了标准模式，有效地保障医学影像设备间数字影像的传输交换。

DICOM 基于开放式互联参考模型，是一种世界范围的通讯标准，定义了七层协议模型，分别是物理层、数据链、网络、传输、会议层、表达层、应用层。DICOM 属于第七层，即应用层范围。因此，DICOM 接口与设备中其他的接口（如高压注射器接口）是有区别的。其他设备的接口包括一些硬件，当然也有相应的软件，但软件必须基于特定的硬件才能实现其功能。而 DICOM 则是一种纯软件的标准，不管在任何设备的计算机上，只要嵌入了 DICOM 软件，就能实现 DICOM 功能（即拥有的 DICOM 接口）。

DICOM 标准文件内容概要如下。

第一部分：引言与概述。简要介绍了 DICOM 的概念及其组成，提供了整个 DICOM 标准的综述，包括历史、范围、目标和标准的结构，对标准的各部分都有简要的描述。

第二部分：兼容性。精确地定义了声明 DICOM 要求制造商精确地描述其产品的 DICOM 兼容性，即构造一个该产品的 DICOM 兼容性声明，它包括选择什么样的信息对象、服务类、数据编码方法等，每个用户都可以从制造商处得到这样一份声明。

第三部分：利用面向对象的方法。定义了两类信息对象：普通型、复合型。普通型的信息对象种类只包括那些现实中实体表现出的固有的属性。复合的信息对象种类可以扩展，包括那些与现实中实体相关的但不是固有的属性。

第四部分：服务类。说明了许多服务类，服务类详细论述了作用与信息对象上的命令及其产生的结果。一个服务类通过一个或多个命令控制一个或多个信息对象。服务种类规范声明了命令元的需求及应用于信息对象的命令执行结果。服务种类规范既声明了供应者的需求又声明了通讯服务使用者的需求。

第五部分：数据结构及语意。描述了怎样对信息对象类和服务类进行构造和编码。

第六部分：数据字典。描述了所有信息对象是由数据元素组成的，数据元素是对属性值的编码。

第七部分：消息交换。定义了进行消息交换通讯的医学图像应用实体所用到的服务和协议。

第八部分：消息交换的网络通信支持。说明了在网络环境下的通讯服务和支持 DICOM 应用进行消息交换的必要的上层协议。

第九部分：消息交换的点对点通信支持。说明了与 ACR-NEMA 2.0 兼容的点对点通信的服务和协议。

DICOM 标准还在不断地更新，目前已有 14 部分及许多补充部分。

## 二、图像存储与传输典型工作任务

### (一) PACS 服务器存储案例

1. 案例描述

被检者基本信息：张某，女性，50 岁，患者 ID：0509290。

检查信息：足正斜位，膝关节正侧位。

任务描述：通过数字 X 线设备已完成图像信息采集，现需进行影像存储，传送至 PACS 服务器。

2. 工作流程

（1）检索被检者，查对信息：首先通过 DR 工作站，检索患者 ID：0509290，获取被检者检查信息，如图 2-3-1 所示。经查对患者基本信息和图像信息、图像质量，符合临床诊断标准，可进行影像存储。

（2）图像存储设置：选择"系统设置"，根据案例需要选择通信设置内容的存储器，如图 2-3-2 所示。选定存储器 1：PACS，查看/添加存储器信息及通信方式设定，设定完成选择"确定"按钮。

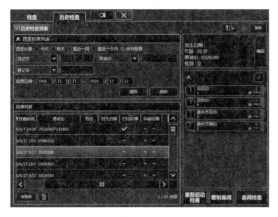

图 2-3-1　被检者信息检索

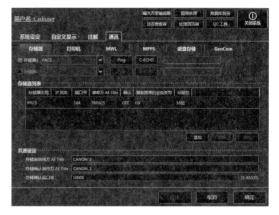

图 2-3-2　PACS 服务器存储设置

（3）图像传输存储：选择"图像传输"，进行图像输出的设定，如图 2-3-3 所示。选定存储器：PACS，点击"发送检查"按钮，完成图像输出存储操作。

（4）存储状态查看：完成以上操作，查看被检者检查状态，存储状态显示"已存储"，如图 2-3-4 所示。

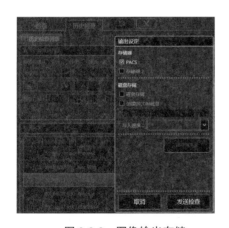

图 2-3-3　图像输出存储

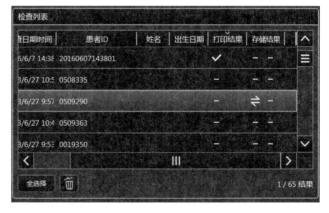

图 2-3-4　存储状态

**(二) 外接磁盘存储案例**

1. 案例描述

被检者基本信息：杨某，男性，35 岁，患者 ID：00146128。

检查信息：足正斜位。

任务描述：根据临床检查需要，须将被检者图像信息通过外接磁盘进行存储，存储格式为 DICOM 和 JPG。

2. 工作流程

（1）检索被检者，查对信息：首先通过 PACS 工作站，检索患者 ID 编号 00146128，获取被检者检查信息，如图 2-3-5 所示。经查对患者基本信息和图像信息准确无误，可进行影像存储。

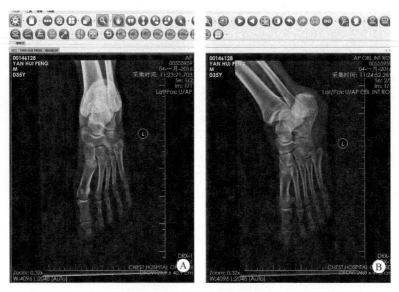

图 2-3-5　被检者信息检索

（2）复制图像至粘贴板：选择"现时粘贴板"，根据案例需要选择"复制单幅图像至粘贴板"，操作及结果如图 2-3-6 所示。

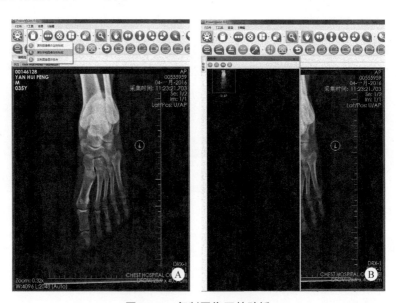

图 2-3-6　复制图像至粘贴板

（3）导出图像：选择"图像传输"，进行图像输出的设定，如图 2-3-7 所示。选定存储器：PACS，点击"发送检查"按钮，完成图像输出存储操作。

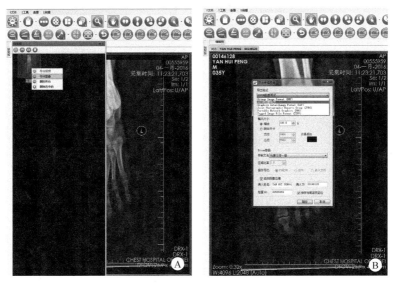

图 2-3-7 图像输出存储

（4）存储状态查看：完成以上操作，在存储位置查找导出图像，DICOM 格式和 JPG 格式，如图 2-3-8 所示。

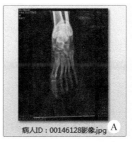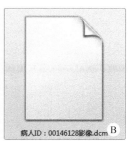

图 2-3-8 存储状态

## 三、图像存储与传输工作质量标准

图像存储与传输的质量主要受到计算机和网络技术性能的影响，因此日常工作中要做好 PACS 系统的维护，不然会出现图像传输失败或者信息丢失等情况。临床中评价图像存储与传输的质量标准主要通过结果查对和图像比较等方式完成，下面以 PACS 存储为例简要说明本项目的工作质量标准。

### (一) 任务回顾

被检者基本信息：张某，女性，50 岁，患者 ID：0509290。

检查信息：足正斜位，膝关节正侧位。

任务流程：检索被检者，查对信息；图像存储设置；图像传输存储；存储状态查看。

### (二) 存储状态核对

1. PACS 工作站信息检索　如图 2-3-9，在查询界面，输入患者 ID 编号 0509290，获得检索结果。

2. 核对信息　根据检索结果，在列表中打开被检者信息，如图 2-3-9 所示。

核对患者基本信息和图像信息，与 DR 工作站图像信息一致，可断定图像存储与传输系统性能良好。

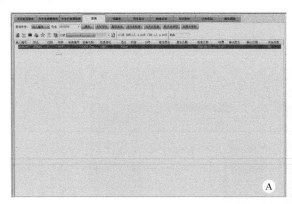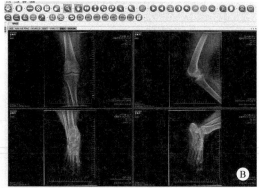

图 2-3-9　PACS 系统信息检索结果

# 项目四　医学图像浏览

## 一、图像浏览岗位规范

随着医院数字化成像设备的普及，医学图像数据量急剧增加，二维数据及三维数据的存储、传送、共享与管理越来越受到放射科医师的重视。要保证类型多、规模大的海量医学数据高精度、不失真、实时的、可靠一致性的存储、传输和浏览，需要医院高速的信息化建设及庞大的网络系统。而 PACS 主要以后台服务形式存在，负责设备与数据库之间的图像传输存储，突出表现在图像浏览的功能上。

### (一) 医学图像浏览平台规范

1. 影像工作站系统认知　影像工作站系统（image workstation）属于 PACS 系统的一个重要分支，可分为影像诊断工作站、影像后处理工作站及影像浏览工作站。

（1）影像诊断工作站：提供执行医学影像诊断过程操作的人机界面和影像软拷贝显示界面，其关键性的要求是显示分辨率。

（2）影像后处理工作站：可以对医学影像进行后处理操作，作为影像诊断或科研过程的辅助和支持，为影像科室医师提供病情诊断辅助工具。

（3）影像浏览工作站：应用于非诊断过程中，以医学影像浏览为目的的工作站，例如应用于非医学影像学检查科室，如外科、手术室等执行医学影像浏览的工作站。

2. 影像工作站技术要求

（1）技术接口必须完全符合国际规范的 DICOM 3.0 标准，支持 DICOM 3.0 底层协议。

（2）接口技术必须能连接医院所有的影像设备，如影像科的 DR、CT、ECT、MRI、DSA，消化内科各种内镜，超声科室的各类 B 超，检验科的各种显微镜等。

（3）各类图像信息必须全部能以 DICOM 3.0 格式采集、存储、传输与处理。

（4）所处理的信息必须实现以下五大功能。

1）影像采集：对非数字化的各类设备，或已数字化但非 DICOM 设备的图像信息必须能转换为 DICOM 3.0 格式进行无损地采集、阅览、存储、传输与管理。

2）影像存储：必须能将患者的影像信息、自然信息与标识信息等关联存储。同时，按 DICOM 3.0 定义再将已检查的图像信息建立一级目录，按序号存储。

3）影像传输与调度：必须能将中心服务器收到的图像数据或发来的工作记录，通过预设规则，判定是否能将与之对应的图像数据复制到服务器或实时传输到相应的医生工作站。

4）影像处理：具有丰富的图像和数据后处理能力，如直方图均衡、图像平滑处理、边缘增强、无级缩放、多幅图像同屏显示、动态电影回放、支持双屏和竖屏显示、同屏可分格显示患者不同影像、窗宽窗位的预设和连续调整、正负旋转、漫游及长度、角度、面积测量、以坐标方式显示 CT 值、多线索的图像查询和调度等强大的处理功能。

5）影像管理：与影像的存储方式相对应，能根据用户的需求，实行在线、近线和离线管理。

（5）系统必须与 HIS 系统实现无缝连接，顺畅地进行各类信息交流。

**(二) 图像显示规范**

以图像处理及读取为例。

（1）DICOM 图像处理：文件描述的是医学图像，反映人体器官及组织对 X 线的吸收程度，用色值作为人体器官图像信息。目前计算机常用的位图文件是由红、绿、蓝三基色组成，作为灰度图像所能显示的等级数在 0～255；在操作平台上处理图像，即需要对值进行处理。处理的方法是在描述显示数据的范围时，用窗宽表示；确定数据的中心值，用窗位表示。对于人体器官获得的某个值，如果小于某个值，可转换成位图图像的黑色，即 0 值；如果大于某个值，可转换成位图图像的白色，即 255 值；如果在某个值的范围之内，可转换成对应位图图像的某个值，在 1～254 之间，其转换公式如下。

$$G(V)=\begin{cases} 0 & V<C-W/2 \\ \dfrac{gm}{w}(V+W/2-C) & C-W/2 \leqslant V \leqslant C+W/2 \\ gm & V>C+W/2 \end{cases}$$

式中：$V$ 为图像数据；$G$ 为计算机操作平台上显示值；$gm$ 为显示器的最大值，位图文件为 255；$W$ 为窗宽；$C$ 为窗位。

在该转换关系中，窗宽和窗位的选择决定了图像所需显示的部分，对每一个文件，可以从该文件头获取，并且在图像处理中，也可以进行人为地改变窗宽、窗位，来获取不同的显示效果及选择人体器官某部分内容。

（2）非 DICOM 网关的设计和实现：由于各设备生产厂家的成像设备产生的图像格式不尽相同，这妨碍了各设备之间进行通信。虽然采用了 DICOM 3.0 定义，但是还必须设计非 DICOM 网关，可将不符合 DICOM 3.0 标准的图像文件顺利转换成符合 DICOM 3.0 标准的图像文件。对文件进行分析，DICOM 文件可以分为两个部分：包含了封装的数据集合的标识信息的头文件信息和患者情况、成像过程及图像信息的数据集合信息。信息之间的转换主要是介于 TCP/IP 协议和 DICOM 应用体之间，选择 TCP/IP 作为网络通信底层支持，实现符合 DICOM 3.0 标准的网络通讯。

**(三) 医用显示器规范**

1. **医用液晶显示器的性能参数** PACS 技术的日趋成熟和普及，以及各种数字影像设备（如 DR、CR、多排 CT）、3D 图像等飞速发展，医用显示器的选购配置成了医院和 PACS 集成商关注的焦点，医用显示器在数字系统中是医学影像的最终呈现者，它承载着替代胶片、保证影像质量等功能，最终实现医生"软读片"对患者的观察与诊断。由于医用显示器和普通显示器的应用领域不同，技术要求的参数要求也不同，下面根据主要参数进行比较说明。

（1）支持 DICOM 的标准：一个专业的医用显示器必须支持 DICOM 的标准，也就是说必须具备调整 DICOM 标准曲线的能力，使其与 DICOM 标准相吻合，从而保证影像高清晰、不失真的显示质量。

（2）支持灰阶显示：灰阶度是黑白医用影像非常重要的特性，它反映了黑白图像之间的层次，灰阶显示要求显卡支持，医疗专用显示器应当配有专用显卡。

普通显示器有 8bit-256 灰阶，用于显示彩色图像，无灰阶要求，使用普通显卡；医用显示器有 10bit-1024 灰阶，用于显示 X 线灰阶图像，与诊断相关，要求 10bit-11bit（1024-2048 灰阶）。

（3）支持 SBC 功能（稳定的亮度控制）：显示器的亮度是会随着时间而衰减的，普通显示由于没有稳定的亮度控制和校准，不但衰减较快，平时使用时，也由于受环境的影响，其亮度不能长时间地维持在一个对人体肉眼合适的水平上；而专业的医用灰阶显示器考虑到这一个问题，采取了稳定的亮度控制技术，对显示亮度所反馈的信息随时进行校准，使其始终保持在标准亮度之上，符合临床的阅片标准，要求 3 万甚至 10 万个小时亮度保持不变。

（4）分辨率：单位面积内实际显示像素的数量，如 800×600、1200×1600 等。普通显示器有 1024×768、1280×1204，基本上是横屏显示，不需要横/竖屏转换；医用显示器有以下几种，根据影像的需要，可以横/竖屏转换。

1）1024×1280（竖屏）/1280×1024（横屏），称为 100 万像素（1MP），常用横屏显示，多适用于 CT、MRI、数字胃肠机。

2）1200×1600（竖屏）/1600×1200（横屏），称为 200 万像素（2MP），简称 1K，常用竖屏显示，多适用于 CR、DSA、数字胃肠机、PACS 阅片工作站。

3）1536×2048（竖屏）/2048×1536（横屏）；称为 300 万像素（3MP），简称 1.5K，常用竖屏显示，多适用于 CCD-DR、PACS 诊断工作站。

4）2048×2560（竖屏）/2560×2048（横屏）；称为 500 万像素（5MP），简称 2K，常用竖屏显示，多适用于平板 DR、乳腺机、PACS 诊断工作站。

医用显示器的分辨率与价格成正比，与放射设备的分辨率正相关，相应的设备应当配套相应分辨率的显示器。

（5）认证：普通显示器有环保、电磁学相关认证；医用显示器不仅有环保、电磁学相关认证，更重要的是有医疗行业认证，才可以进入医疗领域，被法律承认。例如台湾 Chilin 医用液晶显示器有美国 FDA 510（K）认证、欧盟 UL 认证和中国 CCC 认证。

（6）安全：普通显示器无液晶屏的保护板，电源为内置方式无特殊要求；医用显示器由于教学的要求和医生的习惯，专配有液晶屏的保护板，针对医用环境配有医疗专用电源。

（7）显卡：普通显示器有内存、速度、3D 指标；医用显示器有显示模式、一卡两显、主副显示互换、彩色—黑白转换、10bit 灰阶输出、横/竖屏转换指标。

2. 医用显示器选配原则　配置一套影像诊断工作站（CR、DR、CT、MRI）或配置 PACS、RIS 系统，医用显示器的选配从以下方面考虑。

（1）功能因素

1）选配能进行 DICOM 校正的医用显示器，有专用校正软件。

2）显示器背面有光学传感器接口，可以接入光学传感器进行校正，否则无法进行校正。

3）选配有亮度恒定装置的医用显示器，以保证显示器的亮度不随时间变化，从而保证系统显示器的一致性和整体性。

4）选配医用显示器要有液晶屏的保护板。由于教学的要求和医生的习惯，国内外医生都习惯用笔在胶片或显示屏上指点示意，来表达对影像具体细节的观点。液晶屏材料是易破损材料，为了适应医用环境，显示器厂家会负责任地在生产时安装上液晶屏的保护板。

5）最好选配肖像型（竖屏）显示器，这样可以尽可能大地显示影像。对 PACS 来说，CT、MRI、DSA、数字胃肠图像等影像，用一般的风景型（横屏）的显示器就可很好地显示，一个横屏的显示器可以显示多副这样的影像；而对于 CR、DR 等 X 线影像，大多需要竖着观看。现在一些高档的 LED 显示器可以随意地横、竖摆放，通过软件的设置，一台显示器就可以满足医生对风景型或肖像型显示器的要求。

6）选配显示器时不仅要关注显示器的分辨率，更要注重显示器的辐射性。显示器的好坏可直接影响到使用者的眼，要选择低辐射的显示器。

7）选配显示器时还要注重显示器刷新率的问题。刷新率低则图像闪动大，长时间使用后，眼疲劳程度大。因此要选用刷新率高的显示器，显示器的刷新率一般选择 85Hz 即可。

（2）参数因素

1）关于显示器的尺寸：对于 PACS 影像来说希望显示器尽可能大，最好在 21 寸以上（尤其是对于风景型横屏显示器），这样可较完整地显示 PACS 影像，尤其是可较完整地显示一张胸片，而显示的影像大小与胶片上的尺寸相差不多。

2）诊断工作站建议配置 3MP、5MP 显示器，无乳腺机和平板 DR 的以选 3MP 为主。

3）观察、教学工作站建议配置 2MP、1MP 显示器。

4）选配医用显示器有配套的专用显卡，有 10bit 输出灰阶的。

（3）认证因素：选配有 CCC 认证和 FDA 认证的，才是医疗界被认可的医用显示器。

### (四) 浏览图像技术规范

1. 影像流程设计应遵循 DICOM 标准　放射科 PACS 的影像可以通过 DICOM 通信传送至 Web 服务器管理环境，Web 服务器也可以直接向 PACS 服务器查询并提取需要的影像。

2. 影像格式及压缩　可以直接提供 DICOM 格式的影像浏览，也可以将 DICOM 影像转换为 JPEG 等普通影像格式后提供浏览。

3. 集成 RIS 系统的相关信息和数据　通过集成 PACS 和 RIS 的数据信息，提供影像的浏览服务与影像检查相关的信息，如诊断报告、检查状态信息的浏览服务。

4. 影像工作站的控制和用户权限的管理　为了保证影像在医院整个信息化环境的共享安全性，可以通过软件管理的途径仅允许指定的工作站执行影像浏览操作，也可以通过用户注册及权限管理，即只允许注册用户进行影像浏览操作来提供安全保障。

5. 临床影像浏览要求的显示分辨率及工作站配置　根据 ACR 标准，临床影像浏览过程采用常规的 PC 显示器分辨率可以满足需求，因此，对影像浏览工作站通常没有特殊的要求。但是，由于常常要求同时对数十帧以上的影像进行操作和处理，要求这类影像浏览工作站要配置足够的系统资源（如 CPU、内存及网络接口带宽等）。

## 二、图像浏览典型工作任务

### (一) 图像查询

1. 影像工作站登录　双击快捷图标【PACS】，在弹出登录对话框中输入用户名和密码。只有经验证和经授权的用户才能调用程序和访问数据（软件设置有登录界面，用户必须经过用户名和口令验证后方可进入；每位用户只能访问其具有访问权限的功能），登录界面如图 2-4-1 所示。

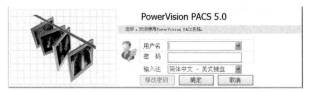

图 2-4-1 工作站登录界面

2. 图像信息查询 在 PowerRIS 医院放射科信息系统主界面，支持普通查询及高级查询。单击【查询】按钮，系统弹出"病历查询"窗口，选择查询按钮出现界面，如图 2-4-2 所示，可在姓名栏输入条件进行查询。

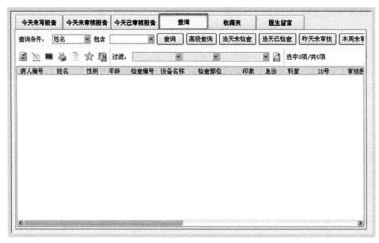

图 2-4-2 影像查询界面

选择高级查询按钮会出现界面，如图 2-4-3 所示，可在各个条件栏里输入不同信息组合

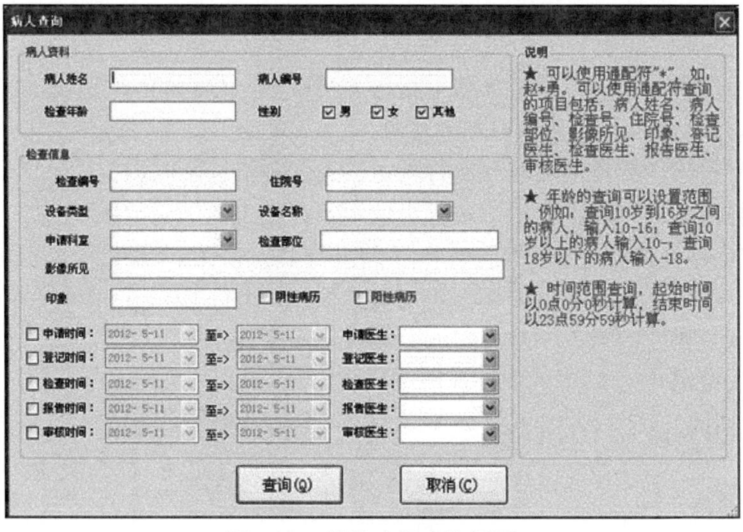

图 2-4-3 影像高级查询界面

精确的高级查询功能。该功能支持姓名、影像号等多种形式的组合查询。例如按患者标识号、姓名、性别、年龄、住院号、门诊号、检查设备类型名称查询；按时间段查询；按任意一检查组查询；按任意检查类别查询；按某一科室在某一段时间内的检查查询；按某一医生所申请的检查查询等。

编辑搜索条件后，单击【查询检查】按钮，系统按照搜索条件查询出相应患者信息；按照工作任务要求，选中列表中的一条患者信息，系统打开提取的图像信息，如图2-4-4所示。

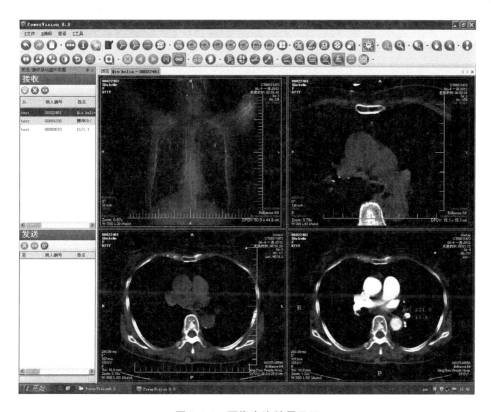

图 2-4-4　图像查询结果显示

## (二) 图像浏览

1. 基本操作　单击【图像观察】按钮系统，加载"图像观察"界面，如图2-4-5所示，使用对象可进行影像调阅、浏览及处理等操作。

以某软件界面为例，简要介绍查看图像的工具栏里各种工具的使用。

撤销按钮：主要是用来对前面操作的步骤进行取消单步操作。选择一张图像，然后点击该按钮，或使用快捷键【Ctrl＋Z】来进行操作。

重复按钮：主要是用来对前面操作的步骤进行单步回退。选择一张图像，然后点击该按钮，或使用快捷键【Ctrl＋Y】来进行操作。

显示粘帖板，主要是用来显示粘帖板和复制到粘帖板上图像的信息。点击该按钮，弹出如图2-4-6所示的界面。

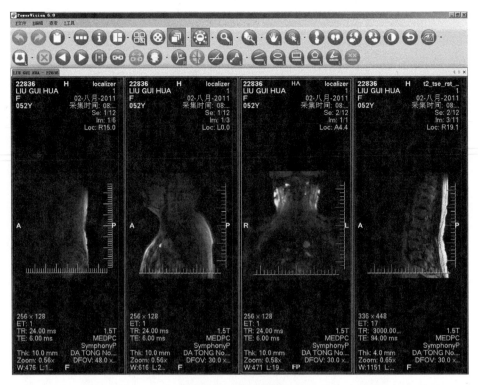

图 2-4-5　图像观察界面

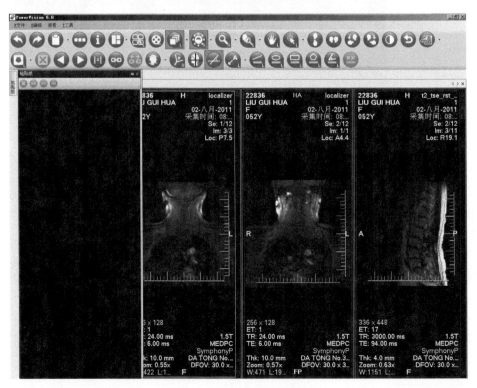

图 2-4-6　粘贴板的使用界面

选择一张图像，可以进行的相关操作包括复制单张图至粘帖板、复制图像显示集合、复制图像显示集合至粘帖板。

复制的图像可以在粘帖板处进行删除 ⊗、删除所有 ⊗⊗、导出图像 🅹🅿🅶、导出视频 🆅 等操作。如图 2-4-7 所示。

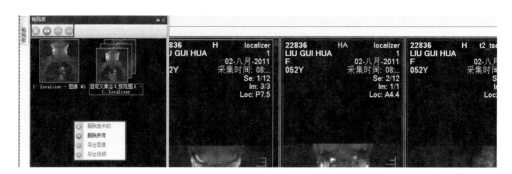

图 2-4-7　复制图像的处理界面

⦿ 显示缩略图：点击该按钮，弹出缩略图界面，如图 2-4-8 所示。

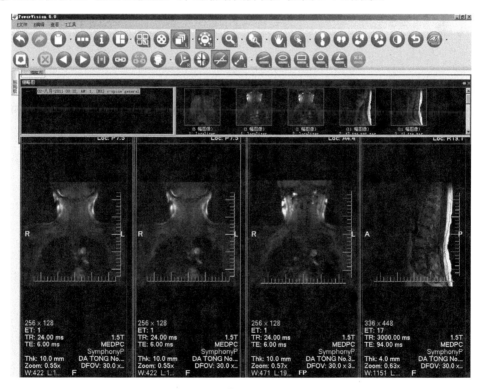

图 2-4-8　图像缩略图显示界面

ⓘ 图像属性：点击该按钮，图像的详细信息显示如图 2-4-9 所示。

🔳 修改布局：点击该按钮，可以进行自定义序列布局和图像布局，如图 2-4-10 所示。

🔲 拆分/合并：点击该按钮，将图像进行拆分/合并的切换。

⊙ 动画播放：选择一张多幅图，点击该按钮，弹出动画播放界面，并可以进行播放、暂

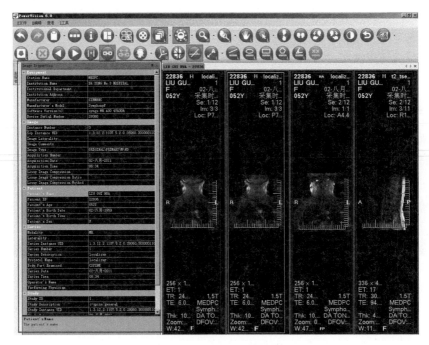

图 2-4-9　图像信息显示界面

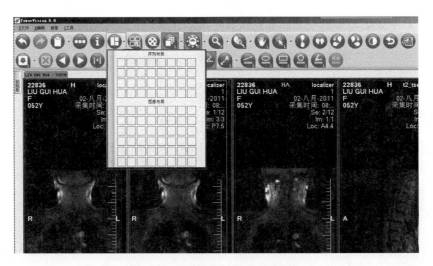

图 2-4-10　图像显示布局设置界面

停、回放等操作。

翻页浏览：点击该按钮，可以根据"切片位置、切片位置（逆序）、图像编号、图像编号（逆序）、图像采集时间、图像采集时间（逆序）"不同的模式来进行图像的翻页。

窗宽/窗位：选择一张图像，鼠标右键按住不放，拖动鼠标来进行窗宽/窗位的设置。

缩放：选择一张图像，鼠标右键按住不放，拖动鼠标来进行放大/缩小的设置。

放大镜：设置放大镜的倍数，如 1.5×/2×/4×/6×/8×，选择一张图像，按住鼠标左键不放即可。

⬇ 平移：点击该按钮或使用快捷键【P】。选择一张图像，按住鼠标左键不放，拖动图像，可以随意拖动图像。

探针：设置探针的模式，如非 CT 图像也显示 Post-Modality LUT 值/显示 CT 图像的像素信息/所有图像都显示 Post-VOI LUT 值。选择一张图像，在图像上按住鼠标左键不放即可显示出图像的像素信息。

垂直翻转：选择一张图像，点击该按钮，选定图像垂直旋转 180°。

水平翻转：选择一张图像，点击该按钮，选定图像水平旋转 180°。

顺时针旋转 90°：单击该按钮，选定图像进行顺时针 90°旋转。

逆时针旋转 90°：单击该按钮，选定图像进行逆时针 90°旋转。

负相显示：单击该按钮，选定图像进行黑白图像之间的切换。

复位：单击该按钮，选定图像复位到最原始的状态。

显示/隐藏附加层：根据需要可以对图像上的文字、刻度等信息进行显示和隐藏。

添加剪裁：单击该按钮，选定图像可以根据圆形、多边形、矩形来进行剪裁需要的图像。

清除所有剪裁：单击该按钮，选定图像的剪裁操作全部被撤销。

上一个集合：单击该按钮，选定图像会显示出上一张图像信息。

下一个集合：单击该按钮，选定图像会显示出下一张图像信息。

刻度匹配：选择一张图像，点击该按钮，可以实现刻度的匹配。

同步翻页浏览：点击该按钮，可以实现多张图像同步浏览。

取消关联检查：点击该按钮，取消同步关联的检查。

定位线：点击该按钮，选择一张图像，可以实现定位线。

空间定位：点击该按钮，在图像上点击鼠标右键，实现空间定位。

MRP 多平面重建：选择一个图像集合，点击该按钮，可对该图像集合进行重建。

添加标注：单击该按钮，在选定图像上可任意添加标注。

直尺：点击该按钮，根据所画出的直线，并显示出该直线的长度。

椭圆 ROI：单击该按钮，在选定图像上拖动鼠标按住不放，显示出椭圆的信息。

矩形 ROI：单击该按钮，在选定图像上拖动鼠标按住不放，显示出矩形的信息。

多边形 ROI：单击该按钮，在选定图像上拖动鼠标按住不放，显示出多边形的信息。

量角器：点击该按钮，根据需要在图像画出相应的角以便于对图像观察。

取消测量：点击该按钮，图像上的测量都被取消。

胶片打印：单击该按钮，系统进入 Power Net Viewer 胶片打印程序页面，如图 2-4-11 所示。

2. 典型图像浏览

（1）CT 图像显示：选择屏幕上方或左侧工具栏上"页版式"命令设置图像查看方式，即在屏幕上显示不同数量的连续 CT 影像，如图 2-4-12 所示。

选择屏幕上方工具栏中的"全屏"命令将某幅感兴趣的 CT 图像在整个屏幕上，如图 2-4-13 所示。

选择菜单上的"信息"命令以去掉图像上的文字信息利于更好地观察图像，如图 2-4-14 所示。

选择菜单上的"图像分格"命令可以多幅及单幅同截面浏览，便于观察病变各个层面的连续变化情况，如图 2-4-15 所示。

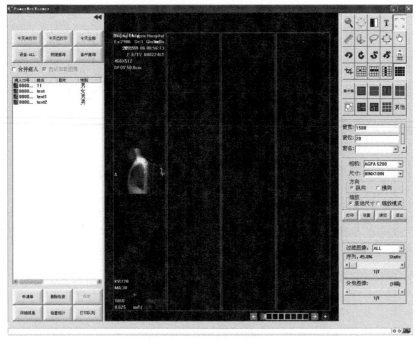

图 2-4-11　图像打印界面

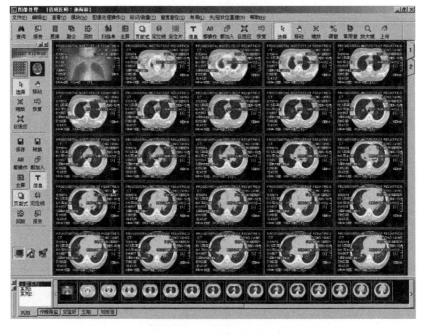

图 2-4-12　连续图像显示

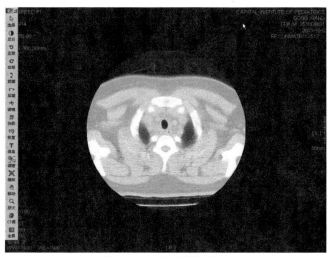

图 2-4-13 单幅图像显示

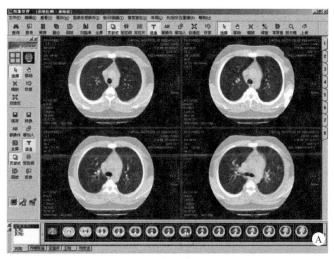

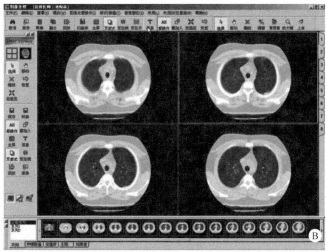

图 2-4-14 图像基本信息显示/隐藏

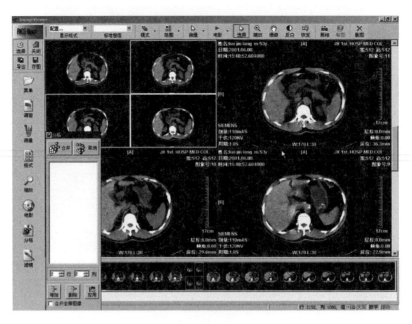

图 2-4-15　图像分格显示界面

（2）CT 图像的定位线标识：选择屏幕上方工具栏中的"定位线"命令，可以将人体组织和器官的平片图像与横截面图像有机结合，进行观察。图像的定位线标识功能可以使临床医生能够直观地获得每一幅图像的空间扫描位置，如图 2-4-16 所示。

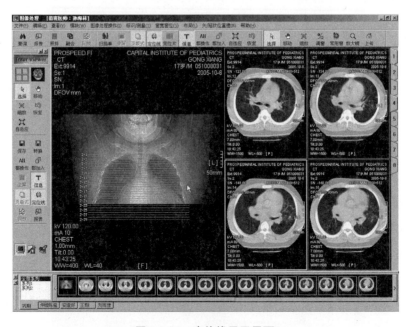

图 2-4-16　定位线显示界面

（3）CT 图像的编辑

1）图像的放大与缩小：放大功能用于局部细致观察病变的形态结构，通常病变太小，肉眼可能难以分辨出来；缩小功能主要用于要观察病变的整体形态。临床上以放大功能较常用，如图 2-4-17 所示。

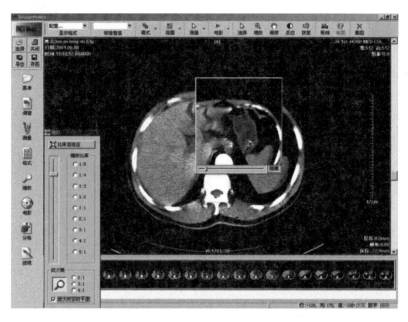

图 2-4-17 图像放大显示界面

2）图像的旋转：图像的旋转功能是指为符合医生的常规观察习惯而对图像进行的角度变换，通过屏幕左侧工具栏的左旋、右旋与翻转命令，对图像做向左或向右不同角度的旋转，多方位观察病变，如图 2-4-18，图 2-4-19 和图 2-4-20 所示。

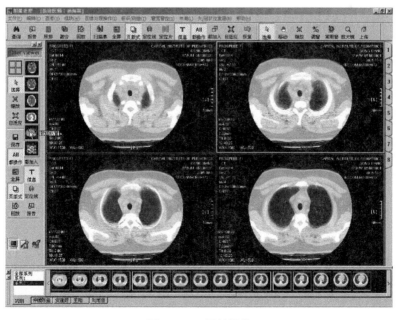

图 2-4-18 原始图像

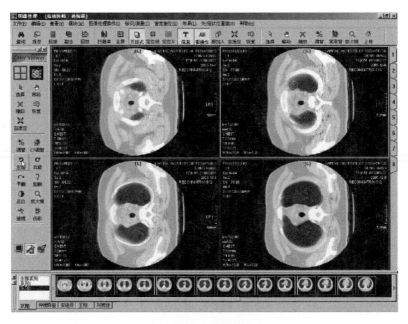

图 2-4-19　旋转图像

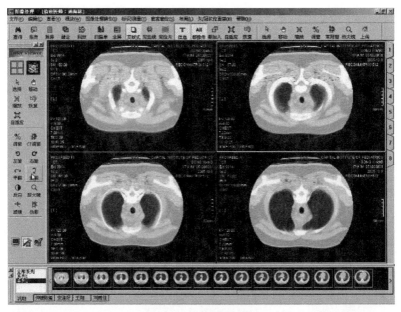

图 2-4-20　翻转图像

3）图像反白处理：在 X 线成像中，影像的明暗常与透过光的多少有关，透过多的则黑，少的则白。通常在冲洗后的 X 线片上显示的黑白图像称为正片，而在透视上图像的黑白度将与 X 线照片相反，称负片。负片适用于观察血管或者小的高密度病灶等结构。选择需要进行反相处理的图像，然后选择后处理软件左侧工具栏中的"反白"按钮，就可以对反相后的图像效果进行观察，如图 2-4-21 所示。

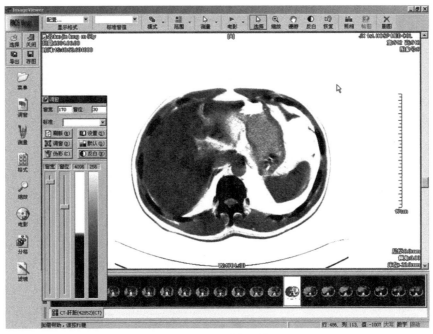

图 2-4-21　反白图像

4）图像辅助测量标示功能：为了突出显示感兴趣病灶和得到人体某组织病理或功能方面的重要信息，医生在临床诊断过程中常常需要对人体组织、器官和感兴趣的病灶区进行标注和定量测量；选择图像后处理软件菜单栏上"标识/测量"命令，屏幕左侧工具栏变成图像标识与测量的相关选项，如图 2-4-22 所示。

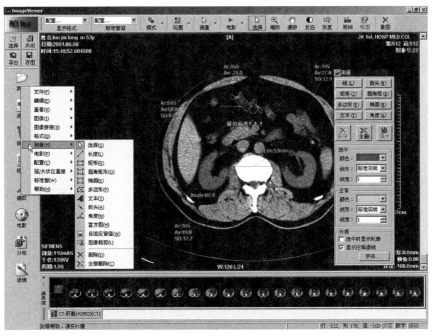

图 2-4-22　图像测量标识

5）图像减影功能：将图像中骨骼与软组织的信息消除，突出显示图像中精细的血管区域，更清晰和直观，如图 2-4-23 所示。

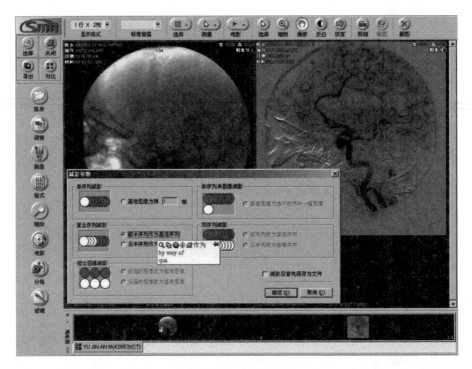

图 2-4-23　图像减影

6）伪彩色处理：伪彩色技术是对原图进行预处理，识别出属于不同性质的区域并赋予不同的色彩。伪彩色技术的原理是由于人眼分辨不同彩色的能力比分辨不同的灰度级的能力强，因此把人眼无法区别的灰度变化，施以不同的彩色来增加识别率。

在图像后处理软件中，实现伪彩色的操作方法是选择需要进行处理的图像，然后选择后处理软件左侧工具栏中的"伪彩"按钮，在弹出的"动态影射"对话框中使用调色板与颜色掩码进行设置与观察，如图 2-4-24 所示。

7）图像剪切、复制、删除：使用者在浏览图像的过程中可根据自己的权限进行基本的编辑操作，如图 2-4-25 所示。

## 三、图像浏览工作质量标准

### (一) 图像信息标准

1. 一般项目　病人姓名、性别、年龄；X 线号、门诊号或住院号；申请科室、病室和床位号；检查设备、检查方法、造影剂种类用法和用量、检查部位和位置、照片序号；临床诊断、检查日期和报告日期等均应逐项标注清楚。

2. 具体的信息如下

（1）摄影部位标注正确，无信息丢失。

（2）锐利度优良，被摄部位或器官结构纹理清晰。边缘锐利，能翻制照片和幻灯片。

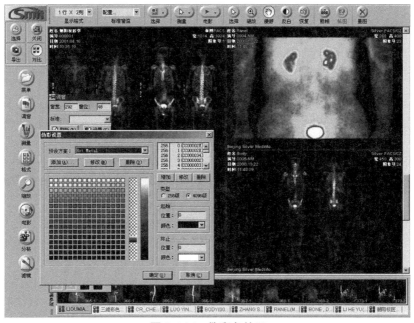

图 2-4-24　伪彩色处理

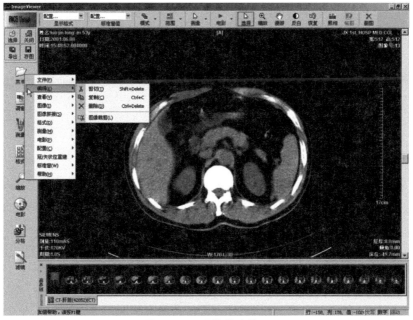

图 2-4-25　图像基本处理

（3）适宜的影像密度，直接感光区的密度为 2.4～2.9，软组织区域密度为 0.25～2.0，最低密度应小于 0.25。

（4）软组织层次应显示分明，对比反差优良。

3. 各种摄影技术图像显示质量具体要求

（1）DR 图像的浏览标准：认真观察"预览图像"质量，准确将"左""右"标记置于图像空白处，需要时可对图像进行剪辑、修改放大因子或调整窗宽、窗中心，必要时重新曝光并及时删除不合格图像。

（2）CT 图像的浏览标准

1）脑组织窗：用于观察脑组织改变。窗宽：80～100Hu（外伤时再适当加大窗宽，以免遗漏小面积的硬膜下和硬膜外血肿）；窗位：30～40 Hu。

2）骨窗：用于观察骨质改变。窗宽：2000～3000 Hu；窗位：200～700 Hu。

3）软组织窗：用于软组织的观察。窗宽：300～400 Hu；窗位：30～40 Hu。

4）纵隔窗：用于观察纵隔内的结构。窗宽：250～350Hu；窗位：30～50 Hu。

5）肺窗：用于观察肺内结构。窗宽：1700～2000 Hu；窗位：－700～－900 Hu。

6）用于观察肾盂、输尿管和膀胱内充盈对比剂后的图像。窗宽：2000～3000 Hu；窗位：200～800 Hu。

（3）MRI 图像的浏览标准

1）几何精度、高对比空间分辨率及低对比物体的最佳显示。

2）层厚及定位的准确性。

3）图像信号强度的均一性。

4）运动伪影信号的百分比。

4. 各种造影片　造影剂充盈状态良好，使含造影剂的组织器官与周围组织有鲜明的对比度。胃肠造影应清楚地显示黏膜皱襞。

5. 摄片的各种标记要清楚无误，整齐规范，包括 X 线号、日期、左右号、序列摄片的序号等。

6. 用片大小尺寸要适当。

7. 暗室规程严格，无污染片、划片、粘贴片、水渍、指纹、静电等。

8. 摄片完全符合诊断要求。

(二) 图像显示设备的标准

1. DICOM 设备　例如 CT、MR、ECT、CR、DR、DSA 等，都可以直接通过 DICOM 协议连接到 PACS 中。

2. 非 DICOM 设备　例如超声、内镜、病理、X 线、部分 ECT 一般通过视频采集的方式进行图像采集，然后存储到 PACS 系统中；

3. 可转型设备　如 X 线机，可以改造成 CR，然后通过 DICOM 连接到 PACS 中。有些旧款的 CT 机，可以通过向厂家增加购买 DICOM 模块的方式，来实现 DICOM 通信。

4. 由于放射图像的分辨率高，医用显示设备显示器尽可能选择高分辨率、高亮度、高刷新率、低辐射及大尺寸的 LCD 显示器。

5. 正确应用医学图像浏览界面选择处理软件，浏览检索图像时做到多条件组合，高速、精确检索，及时调用有效利用医学图像资源。

# 项目五　医学图像质量评价

## 一、图像质量评价岗位规范

随着现代医学影像设备的不断发展,新的成像技术、显示技术和图像处理技术应用于临床,医学影像已成为临床医学诊断、治疗和研究的重要依据。放射科开展医学图像质量评价,制定符合科室情况的评片制度,使技术人员在工作实践中取长补短、共同提高,并通过对医学图像诊断价值、成像技术和辐射剂量等方面进行综合评价,以最低辐射剂量获取最好影像质量为标准,为临床诊断提供可信赖的医学影像信息,提高临床服务质量,避免医疗事故的发生。

作为医院放射科技术人员,分析医学图像质量并判断影响因素成为一项必备的职业能力,然而医学成像设备是一个复杂的系统,医学影像的形成涉及许多物理过程,同时受到成像系统性能、检查准备工作、机器噪声及伪影等因素的影像,只有所有的流程符合工作规范及质量要求,才能获得高质量的医学图像。

### (一) 影像质量评价规范

影像质量评价是对影像形成过程中的各个环节性能进行评价,从而确定所形成的影像质量好坏及是否符合诊断需要。临床上按照评价的标准的不同,分为主观评价、客观评价和综合评价。

1. 主观评价　主观评价的标准主体是图像质量评价者,指依靠评价者的主观判断进行的图像质量评价,其评价结果受评价者自身的因素影响,不同的评价者得到的结果可能存在差异。主观评价主要有以下三种。

(1) 分辨力评价:分辨力评价是以人的视觉感觉到的能分辨清楚的影像细节来评价影像质量的方法,其值为每毫米能分辨清楚的线对数,单位记作 LP/mm。分辨力评价标准的主体是人的视觉,因此简便易行、操作方便,但存在的缺点是因人而异,不够全面。

(2) ROC 曲线分析:ROC(receiver operating characteristic curve)曲线指受试者工作特征曲线,又称为感受性曲线,曲线上各点反映着相同的感受性,是对同一信号刺激的反应在几种不同的判定标准下所得的结果。ROC 曲线分析简单直观,曲线图反映影像评价分析的临床准确性,可直接用肉眼做出判断,被认为是影像检查技术和诊断方法的对照研究标准方法和最广泛的统计方法。

(3) 模糊数学评价:基于图像在获取过程中,人体解剖结构的复杂性、组织器官形状的不规则性,以及不同个体间的差异性、成像中磁场的不均匀性、部分容积效应和噪声的影响等造成内在的不确定性,将模糊数学方法应用于医学图像质量评价分析,研究组织器官边界及模糊细节,可以使医学图像处理和分析达到更好的效果。

2. 客观评价　客观评价的标准主体是图像的物理属性,指通过测定构成影像的物理参数进行的图像质量评价,克服了主观评价法易因观察者因素而变、不够稳定全面等缺点。客观评价主要有三种。

(1) 调制传递函数评价:调制传递函数(modulation transfer function,MTF)指输出图像与输入信息的对比度之比,是描述成像系统分辨力(空间分辨力、锐利度)特性的重要参量,它把输入对比度与输出对比度联系起来,MTF 是空间频率的函数。

(2) 噪声评价:进行 X 线照片噪声特征描述的两个物理量为均方根值(root mean square,

RMS）和维纳频谱（wiener spectrum，WS）。RMS 是统计学中描述"统计涨落"的物理量，就是标准差，是描述不同屏-片组合系统斑点（噪声）大小的物理参量。WS 又称噪声功率谱，是描述 X 线影像中噪声能量随空间频率变化的物理量，因而表示了噪声和空间分辨力的关系。

（3）噪声等价量子数和量子检出效率评价：噪声等价量子数（noise equivalent quanta，NEQ）指该量子数在理想的成像系统中产生的噪声与实际的输入信号在真实的成像系统中产生的噪声一样，一般定义为成像系统中输出侧的信噪比。量子检出效率（detective quantum efficiency，DQE）指系统将输入 X 线信号转换成有用的输出信号的效率，还有关于增加的噪声的测量并考虑到系统的输入/输出特性，甚至包括在图像采集过程中产生的模糊（失锐）。DQE 是不同探测器之间性能比较的金标准。

3. 综合评价　主观评价和客观评价各有其优缺点，二者相互补充、相辅相成，医学图像质量评价的发展趋势是从主观评价、客观评价向综合评价方向发展。综合评价法是以诊断要求为依据，用物理参量作为客观评价手段，再以成像的技术条件作保证，三者有机结合，而且注意尽量减少患者受检剂量的综合评价影像质量方法。

常规影像综合质量评价规范包括影像显示规范、物理显示规范、辐射剂量规范、成像技术规范、影像密度规范等。

（1）影像显示规范：根据临床影像诊断需要显示被检者感兴趣区的解剖结构和细节，一般用可见程度表示。根据可见程度由高到低分为三级：清晰可见、可见、隐约可见。可见程度受到检查技术、患者配合程度及设备性能等因素影响。

（2）物理显示规范：物理学的显示规范一般以影像清晰度表示，体现为画面美观、体位设计标准、摄影标志齐全、用片尺寸合理、分格规范、照射野适中、照片无污染、无划痕等。

（3）辐射剂量规范：辐射剂量规范以参考剂量水平（dose reference level，DRL）表示，DRL 是放射检查过程中患者辐射剂量管理的实用工具，通常为在体模或参考人群表面上的空气内或组织等效材料内的吸收剂量。不同国际或国家组织对不同体位的 DRL 规范数值有一定的差异，如国际原子能机构（international atomic energy agency，IAEA）规定的胸部后前位为0.4、腹部后前位为 10，美国医学物理学家协会（American Association of Physicists in Medicine，AAPM）规定的胸部后前位为 0.25、腹部后前位为 4.5。

（4）成像技术规范：成像技术规范主要评价的技术参数包括标称焦点、管电压、管电流、曝光时间、总滤过、滤线栅性能、摄影距离、照射野等，标准影像应以满足临床诊断要求为主，无技术操作缺陷，防护合理、尽量降低辐射伤害。

（5）影像密度规范：影像密度是图像对比显示的基础，根据人眼识别能力，影像密度值应控制在 0.25～2.0，不同摄影部位的影像密度规范存在差异，举例如表 2-5-1 所示。

表 2-5-1　不同摄影部位的影像密度规范

| 解剖部位 | 影像密度 | 解剖部位 | 影像密度 |
|---|---|---|---|
| 肺野第 2 前肋间 | $1.70\pm0.05$ | 软组织 | 1.7～1.8 |
| 肺门 | $0.75\pm0.05$ | 关节腔 | 0.9～1.1 |
| 肺周边部 | $0.65\pm0.05$ | 股骨皮质 | 0.4～0.5 |
| 心影部 | $0.40\pm0.02$ | 髌股重叠区 | 0.4～0.5 |
| 膈下部（肝区） | $0.35\pm0.02$ | 胫骨上段中点 | 0.55～0.65 |

注意：①根据临床经验及自身特点，不同的诊断医师对影像密度有不同的评价要求。②影像密度规范受到环境因素影响，观灯片利用透射光将照片的光密度分布转换为光的空间强度分布，形成视觉可见影像，而数字成像利用医用显示设备直接观察图像，因为观片室环境、观片灯性能及显示设备的亮度、表面反射等都会影响诊断。

（二）影像质量分析规范

影响图像质量的因素很多，不同的医学影像成像设备影响因素也存在一定的差异，主要分为成像系统本身性能、检查技术的应用、成像参数的选择、环境因素及被检查者的准备和配合情况等。根据临床工作中的实际情况，结合不同设备的影响因素，对医学图像质量评价过程中主要的影响因素阐述如下。

1. 噪声　噪声指单位体积之间光子量（磁场强度）不均衡，导致采样过程中接受到的某些干扰正常信号的信息，表现为图像的均匀性差，呈颗粒状，一般用同一兴趣区内等量像素信号强度的标准差（SD）表示。噪声主要来源包括信息载体、图像处理方法及环境等因素，然而决定噪声对图像质量影响程度大小的指标是图像信噪比（SNR），用检测到的组织信号强度与背景噪声强度之比表示，信噪比越大，图像中组织信息成分越多，图像质量越高。

2. 伪影　伪影指原本被扫描物体并不存在而在图像上却出现的各种形态的影像，大致分为与患者有关和与机器有关的两类。其中 X 线成像设备中患者因素主要包括运动伪影和高密度伪影两种，运动伪影是由于患者不合作或脏器的不自主运动引起，产生粗细不等、黑白相间的条形伪影和叉状伪影；高密度伪影是扫描过程中金属、坚硬骨组织、相邻部位密度差太大（气泡）引起。根据成像原理不同，MR 图像的运动伪影还可以由血流及脑脊液波动等引起，还包括化学位移伪影、卷褶伪影、截断伪影等。

3. 空间分辨力　空间分辨力又称高对比分辨力，是指医学图像中能分辨相邻两点的能力，通常用能分辨两个点之间最小距离来表示。在医学影像设备技术指标中大都以线对数/厘米（LP/cm）或线对数/毫米（LP/mm）来表示，空间分辨力越高细微结构的识别能力越强。空间分辨力由 X 线特性及成像装置性能决定，主要通过测试卡和测试体模进行检测。

4. 密度分辨力　密度分辨力仅应用于 X 线成像系统，又称低对比分辨力，指物体与均质环境的 X 线衰减系数差别相对值小于 1%时，CT 能分辨该物体的能力，用能分辨的最小差异值来表示。密度分辨力受 X 线剂量、重建算法、显示技术等因素影响，密度分辨力越高，图像信息量越大。

（三）影像质量处理规范

医学图像质量受到成像流程中各环节因素的影响，改善图像质量可以从成像环节中的可变因素着手。

1. 设备质控　设备质控首先要保障机房的运行环境，温度和湿度控制在标准范围之内，减少机房环境对机器正常运行的影响；其次，要正确操作使用设备，按照开机程序规范开机，如 X 线管训练等；同时，还要定期进行设备性能测试及校准，保证设备处于良好状态。

2. 检查前　检查前做好被检测者的准备工作，向被检测者说明检查过程和注意事项，争取被检测者术中相应配合，尽可能减少运动伪影的产生。

3. 检查中　根据 X 线摄影学原理和诊断要求，选择最佳摄影体位和成像区域，根据被检测者情况及病变部位结构特点设定恰当的技术参数，正确选择滤线器等辅助装置。

4. 检查后　利用影像工作站进行图像的后期处理，如窗宽窗位调整、增强处理、三维重建等技术应用，改善影像质量。

### (四) 影像质量管理规范

医学图像的质量受到各种因素和检查技术参数的影响，如果不能及时进行图像质量的鉴定及处理，将会造成临床医生的误诊，因此放射技术人员对被检者检查后生成的医学图像进行图像质量评价是临床工作中一个非常重要的环节，对符合要求的图像可以进行传输和打印，而对不符合要求的图像要进行后处理或者重新对被检者进行检查成像。

考虑到医院本身及地域性等因素影响，医院放射科开展全面质量管理的制度和标准存在一定的差异，但随着医学影像设备的发展，对放射技术人员要求的提高，医院逐步重视医学影像质量的管理工作、评片制度，在很多医院放射科制定了规章制度并开展落实，取得了较好的效果。放射科评片制度一般包括组织运行制度、图像质量等级分类及评价标准等几方面。负责人员对不同成像设备的图像定期进行评级，针对存在的问题提出反馈意见，指导放射技术人员改进工作流程，提高图像质量。

## 二、图像质量评价典型工作任务

根据医疗设备、成像原理及图像特点的不同，图像质量评价的内容和标准也存在差异。因此按照设备种类的不同，以 DR 图像质量评价、CT 图像质量评价、MRI 图像质量评价为典型工作任务，组织开展质量评价能力的训练。

### (一) DR 图像质量评价

1. 工作案例

被检者基本信息：张三，女性，62 岁，体重 65kg。

主诉：喘息气促 10 余天。

现病史：患者于入院 10 余天前无明显诱因出现喘息、气促，咳嗽、咳痰，咳黄白色黏痰，无咯血，无呼吸困难，无胸痛，无头痛、头晕，无腹痛、腹泻。

（1）X 线检查申请单：被检者 DR 检查申请单如表 2-5-2 所示。

表 2-5-2　DR 检查申请单（实例）

| 北京××医院 |
|---|
| DR 检查申请单 |

床号：13-1

病人类型：13. 医疗保险

病区：病房楼三 A 病区

| 登记号：04299421 | 姓名：张三 | 年龄：62 岁 | 病历号：604375 |
|---|---|---|---|
| 就诊科室：呼吸 2 | 性别：女 | 出生日期：1954.2.24 | 医保手册号：7600S |

临床症状：喘息、气促，咳嗽、咳痰，咳黄白色黏痰

临床诊断：

检查项目：申请 DR 检查——胸部正侧位

特殊病史：高血压（　）心脏病（　）糖尿病（　）肾脏疾病（　）肝脏疾病（　）其他（　）

| 上机医师： | 检查时间： |
|---|---|

| 接收科室：放射科 | 申请时间：2016.9.15 | 申请医生：李四 |
|---|---|---|

各位患者请注意：1. 检查前请患者认真做好检查前准备

　　　　　　　　　2. 检查结束后 30 分钟发片室领取检查结果

（2）检查方式

检查前准备：嘱咐被检查者摘除胸部穿戴的高密度异物，进行头颅、眼及性腺等敏感部位的防护，沟通检查注意事项并进行呼吸训练。

摄影体位：胸部后前位、胸部侧位。

摄影条件：如表 2-5-3 所示。

表 2-5-3　DR 检查摄影条件（实例）

| 体位 | 照射野选择 | 管电压（kV） | 管电流（mA） | 预置曝光时间 | 实际曝光时间 | 密度补偿值 |
| --- | --- | --- | --- | --- | --- | --- |
| 胸部正位 | 双侧野 | 75 | 200 | 0.01 | 0.01 | 0 |
| 胸部侧位 | 中野 | 75 | 200 | 0.05 | 0.05 | +1 |

（3）检查结果：按照摄影流程，被检者投照影像如图 2-5-1 所示。

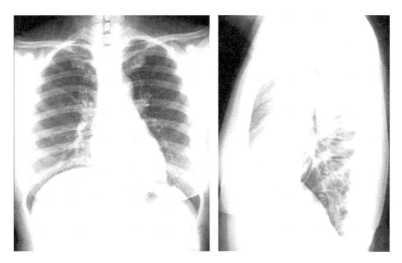

图 2-5-1　DR 检查影像（实例）

2. 图像质量评价　结合工作案例中病人的临床症状及检查需要，从诊断要求、成像技术和物理参数等方面分析图像质量，完成图像质量分析报告单，如表 2-5-4 所示。

表 2-5-4　DR 影像质量评价表（实例）

| 序号 | 评价内容 | 质量描述 | 质量等级 |
| --- | --- | --- | --- |
| 1 | 诊断要求 | 按诊断学要求，肺野区影像细节可见，肩胛骨投影在投影肺野以外，胸锁关节对称。纵隔区影像细节显示欠佳 | 一般 |
| 2 | 成像技术 | 摄影体位正确，无高密度伪影和运动伪影出现，防护措施选择恰当，曝光条件稍偏低，正位图像标志 R 或 L 未标明 | 差 |
| 3 | 物理参数 | 图像颗粒性好，无噪声，但对比度略显不足，肺纹理边缘模糊，密度值整体偏低，亮度偏高 | 差 |

3. 图像处理　通过评价，DR 图像能基本满足临床诊断的需要，但在成像技术和物理参数方面存在不足，针对该案例图像可进行以下几方面的处理，效果如图 2-5-2 所示。

（1）添加正位图像标记：在图像右上角添加标记"L"，或者在图像左上角添加标记"R"，标记添加位置以不影响图像正常解剖结构显示为准，做到标记清晰明了、易于识别。

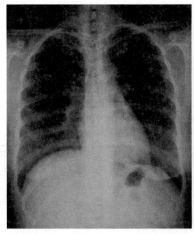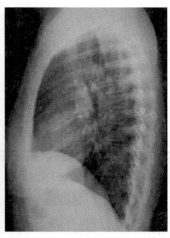

**图 2-5-2　DR 检查影像处理结果（实例）**

（2）针对曝光条件问题：数字图像可通过调整窗宽、窗位值改善图像的显示，调高窗位，调大窗宽，以图像整体亮度适中为准，使得解剖结构细节清晰可见。

（3）图像对比度需要进一步调整：增强肺野与肺门之间、气管与纵隔之间、气管分叉与下纵隔密度之间和肺野与邻近肋骨之间的灰度差异，以图像层次丰富为准，提高图像中组织器官的可辨别度。

### (二) CT 图像质量评价

1. 工作案例

被检查者基本信息：张三，女性，54 岁，体重 72kg。

主诉：头痛、头晕、恶心 5 天，时有呕吐。

现病史：患者糖尿病病史 7 年，1 年前颅脑外伤。

（1）CT 检查申请单：被检者 CT 检查申请单如表 2-5-5 所示。

**表 2-5-5　CT 检查申请单（实例）**

北京××医院

CT 检查申请单

床号：9-10

病人类型：13. 医疗保险

病区：门诊楼四楼内科区

| 登记号：04297449 | 姓名：张三 | 年龄：54 岁 | 病历号：423722 |
|---|---|---|---|
| 就诊科室：内科 2 | 性别：女 | 出生日期：1954.2.24 | 医保手册号：7600S |

临床症状：头痛、头晕、恶心 5 天，时有呕吐

临床诊断：鉴别诊断脑膜瘤、室管膜瘤

检查项目：申请 CT 检查——颅脑平扫

特殊病史：高血压（　）心脏病（　）糖尿病（　）肾脏疾病（　）肝脏疾病（　）其他：颅脑外伤

上机技师：　　　　　　　　检查时间：

接收科室：放射科　　　　申请时间：2016.7.21　　　　申请医生：李四

各位患者请注意：1. 腹部 CT 检查需要禁食 4 小时，盆腔 CT 检查需充盈膀胱

　　　　　　　　2. 增强检查前除空腹外，还需做碘过敏试验，签署知情同意书

　　　　　　　　3. 检查前请携带病历及 X 线片、超声、既往 CT 等检查结果

（2）检查方式

检查前准备：嘱咐被检查者摘除眼镜、助听器等头部的高密度异物，进行胸腹及性腺等敏感部位的防护，沟通检查注意事项。

摄影体位：头颅横断面扫描

扫描方式及参数：以听眦线为扫描基线，体表定位后，轴扫层厚 10mm，扫描视野 280mm。

（3）检查结果：按照扫描流程，被检者扫描影像如图 2-5-3 所示。

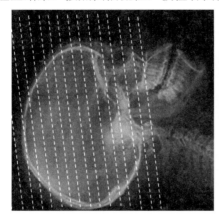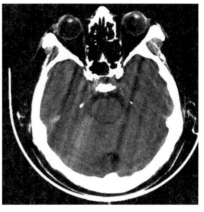

**图 2-5-3　CT 检查影像（实例）**

2. 图像质量评价　结合工作案例的患者临床症状及检查需要，从诊断要求、成像技术和物理参数等方面分析图像质量，完成图像质量分析报告单，如表 2-5-6 所示。

**表 2-5-6　CT 影像质量评价表（实例）**

| 序号 | 评价内容 | 质量描述 | 质量等级 |
|---|---|---|---|
| 1 | 诊断要求 | 按诊断学要求，解剖学结构能基本辨认，细微结构显示不佳，运动伪影严重影响病灶的识别 | 差 |
| 2 | 成像技术 | 扫描定位线准确，扫描厚度在 5～10mm 以内，扫描视野过大，无高密度伪影出现，防护措施选择恰当，图像存在明显运动伪影 | 差 |
| 3 | 物理参数 | 图像对比度适中，噪声指数大，空间分辨力低 | 一般 |

3. 图像处理　通过评价。首先，被检查扫描范围过大，造成了被检者更多的辐射伤害，应缩小扫描范围；其次，CT 图像存在明显的运动伪影，不能满足临床诊断的需要，原因是检查过程中被检者头部的移动，采取措施是固定头部、重新扫描，经固定后检查结果如图 2-5-4 所示。

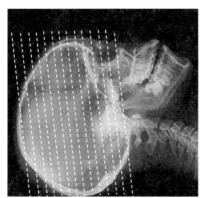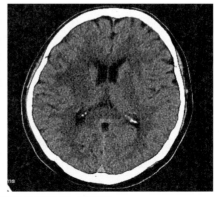

**图 2-5-4　CT 检查影像处理结果（实例）**

### (三) MRI 图像质量评价

1. 工作案例

被检查者基本信息：李某，女性，72 岁，体重 61kg。

主诉：头痛、头晕、恶心 5 天，时有呕吐。

现病史：患者糖尿病病史 7 年，1 年前颅脑外伤。

（1）MRI 检查申请单：被检者 MRI 检查申请单如表 2-5-7 所示。

**表 2-5-7  MRI 检查申请单（实例）**

<table>
<tr><td colspan="4" align="center">北京××医院<br>MRI 检查申请单</td></tr>
<tr><td colspan="4">床号：9-10</td></tr>
<tr><td colspan="4">病人类型：13. 医疗保险</td></tr>
<tr><td colspan="4">病区：门诊楼急诊科</td></tr>
<tr><td>登记号：04297449</td><td>姓名：李某</td><td>年龄：72 岁</td><td>病历号：245166</td></tr>
<tr><td>就诊科室：急诊 4</td><td>性别：女</td><td>出生日期：1944.8.12</td><td>医保手册号：8543Z</td></tr>
<tr><td colspan="4">临床症状：头痛、头晕、恶心 5 天，时有呕吐</td></tr>
<tr><td colspan="4">临床诊断：鉴别诊断脑膜瘤、室管膜瘤</td></tr>
<tr><td colspan="4">检查项目：申请 MRI 检查</td></tr>
<tr><td colspan="4">特殊病史：高血压（ ）心脏病（ ）糖尿病（ ）肾脏疾病（ ）肝脏疾病（ ）其他：颅脑外伤</td></tr>
<tr><td colspan="4">上机技师：　　　　　检查时间：</td></tr>
<tr><td colspan="4">接收科室：放射科　　申请时间：2016.9.4　　申请医生：张某</td></tr>
<tr><td colspan="4">各位患者请注意：有以下情况者禁止做 MRI 检查</td></tr>
<tr><td colspan="4">1. 装有心脏起搏器；2. 内植血管金属架；3. 眼球内金属异物；4. 体内金属异物；5. 幽闭症患者。特殊说明：</td></tr>
</table>

（2）检查方式

检查前准备：嘱咐被检查者摘除眼镜、助听器、腰带等身体上铁磁性异物，沟通检查注意事项。

扫描方位：横轴位、矢状位、冠状位。

成像序列：常规 SE、FSE、FLAIR 序列。

（3）检查结果：按照扫描流程，被检者扫描影像如图 2-5-5 所示。

2. 图像质量评价  结合工作案例的患者临床症状及检查需要，图像中解剖学结构能清晰辨认，细微结构显示正常，但图像中存在明显的卷褶伪影。

3. 图像处理  卷褶伪影是指当受检物体的尺寸超出 FOV 的大小，FOV 外的组织信号将折叠到图像的另一侧。采取对策可以选择四种方式：增大 FOV，使得 FOV 大于受检部位；采用预饱和技术，添加预饱和带将相位编码方向上的 FOV 外组织全部覆盖；切换频率与相位编码方向，采用矩形像素技术，将相位编码方向放在组织结构径向较短的方向上；相位编码方向上采用过采样技术。经修正后，检查结果如图 2-5-6 所示。

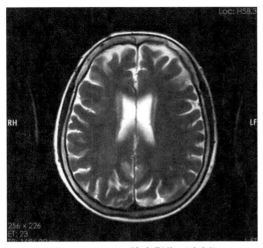

图 2-5-5　MRI 检查影像（实例）

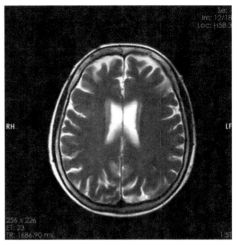

图 2-5-6　MRI 检查影像处理结果（实例）

## 三、图像质量评价工作质量标准

医学图像质量评价的目的是优化成像过程，为临床诊断提供最低辐射剂量、显示效果最好的医学影像信息。成像过程最优化的评价标准主要体现在以诊断学要求为依据、以能满足诊断学要求的技术条件为保证和充分考虑减少影像检查的辐射剂量。

影像质量标准必须遵守的一般规则：影像显示能满足诊断学要求；影像注释完整、无误；无任何技术操作缺陷；用片尺寸合理、分隔规范、照射野控制适当；整体布局美观，无影像诊断的变形；对检查部位之外的辐射敏感组织和器官应尽量加以屏蔽；影像呈现的诊断密度范围应控制在 0.25～2.0。该规则对影像质量标准进行了广义上的规范，但具体到不同设备、不同部位和不同临床状况，无法对医学影像的所有成像过程给定评价标准。

按照综合评价的方法，从诊断学标准、物理显示标准、辐射剂量标准、成像技术标准和影像密度标准等五个方面，以胸部影像为主，给定典型部位影像评价工作的参考质量标准。

### (一) 胸部摄影图像的评价标准

1. 诊断学标准　按照诊断学要求，照片影像上能显示特别重要的解剖学结构和细节，用可见度表征其性质，同时为重要解剖学细节提供最小尺寸的定量信息，包括病理性细节信息。

（1）胸部后前位：胸部深吸气正位影像，影像上至第 1 胸椎上缘，下至两侧肋膈角，无遗漏；双侧肺野对称，肩胛骨内侧缘投影于肺野之外，锁骨对称水平；心影、膈肌隆顶后的肺纹理能清楚显示，并可追踪到肺野外带；胸椎可见；气管和邻近的支气管、心脏和主动脉边缘等解剖结构清晰显示；能分辨肺野与纵隔、胸壁及肩部软组织的层次；膈肌隆顶下肝区有轻度噪声可见。

（2）胸部侧位：显示胸部侧位影像，影像包括肺尖、前后胸壁、膈肌及后肋膈角；两侧肩胛骨不与肺野有过多重叠；气管、心脏前后缘、前后间隙、主动脉、横膈、胸骨及胸椎清晰显示。

2. 物理显示标准　影像的物理显示评价是一种客观评价，以标志正确、画面美观、光学密度适宜、影像对比度协调及层次丰富等为标准，以医学影像的物理参数为评价内容，主要包括对比度、锐利度及颗粒度等。

（1）对比度评价标准：影像中肺野与肺门密度差为 0.8；气管与纵隔密度差为 0.05；肺野、气管分叉与下纵隔密度差为 1.3；肺野与临近肋骨密度差为 0.30。

（2）锐利度评价标准：锁骨及肋骨、心脏、横膈边缘锐利，肺纹理边缘清晰。

（3）颗粒度评价标准：肩胛骨下方软组织内无噪声斑点影像。

3. 辐射剂量标准　胸部摄影的被检者为成人标准体型时，辐射剂量的参考值如表 2-5-8 所示。

表 2-5-8　成人标准体型的胸部摄影辐射剂量参考值

| 类别 | 胸厚（cm） | 身高（cm） | 体重（kg） | 一次剂量（mGy） | 积累量（mGy） |
|------|-----------|-----------|-----------|----------------|----------------|
| 男性 | 20 | 173 | 67.5 | 0.117 | ≤0.5 |
| 女性 | 18 | 162 | 54.5 | 0.1 | ≤0.3 |

4. 成像技术标准

（1）胸部后前位：标称焦点≤1.2，管电压＞100kV，使用滤线栅，摄影距离 180cm，曝光时间≤20ms，自动曝光控制选择右侧电离室；防护屏蔽为标准防护。

（2）胸部侧位：标称焦点≤1.2，管电压＞100kV，使用滤线栅，摄影距离 180cm，曝光时间≤40ms，自动曝光控制选择中间电离室；防护屏蔽为标准防护。

5. 影像密度标准　不同部位特点解剖点的密度范围有所不同，可作为定量评价影像质量标准的参考值。胸部 X 线影像密度标准为第 2 肋间最高密度 1.7，肺门中密度 0.75，肺周边中密度 0.65，心影低密度 0.4，膈下最低密度 0.35。各解剖结构细节的影像密度评价标准如下。

（1）两肺上野外带密度标准：1.7±0.05。

（2）两肺下野外带密度标准：1.13±0.05。

（3）左上肺动脉密度标准：1.13±0.04。

（4）右下肺动脉密度标准：0.98±0.02。

（5）气管密度标准：0.62±0.03。

（6）左右主支气管密度标准：0.44±0.02。

（7）心脏、横膈部重叠区的心影密度标准：0.37±0.02，膈下密度标准为 0.33±0.02；分数为 8。

(二) 膝关节正位影像的评价标准

1. 成像技术条件　焦点≤0.6；管电压 55～60kV，曝光时间≤200ms；防护屏蔽为标准防护。

2. 影像要求　影像包括股骨远端、胫腓骨近端及周围软组织，关节面于影像正中；关节间隙呈切线位显示，腓骨小头与胫骨仅有少许重叠，髌骨隐约可见；膝关节诸骨小梁清晰显示，周围软组织层次可见。

3. 无影响诊断的相关伪影。

4. 图像有医疗机构名称、受检者基本信息、检查时间、曝光参数。

(三) 腰椎正位影像的评价标准

1. 成像技术条件　焦点≤1.2；管电压 75～85kV，使用滤线栅，自动曝光控制选择中间电离室，曝光时间≤400 ms；防护屏蔽为标准防护。

2. 影像要求　影像包括第 11 胸椎至第 2 骶椎全部椎骨及两侧腰大肌；诸椎体显示于影像正中，两侧横突、椎弓根对称显示；第 3 腰椎椎体各缘呈切线状显示，无双边现象；椎弓根、椎间关节、棘突和横突均清晰显示；椎骨小梁清晰显示，腰大肌及周围软组织层次可见。

3．无影响诊断的相关伪影。

4．图像有医疗机构名称、受检者基本信息、检查时间、曝光参数。

### (四) 胸部 CT 影像的评价标准

1．影像要求

（1）扫描范围：由胸廓入口至后肋膈角底

（2）显示信息：包括全部肺组织、纵隔结构、胸壁结构。肺窗：气管和主支气管壁清晰显示；距胸膜 1cm 以内小血管能够显示；叶间裂显示。纵隔窗：纵隔内大血管清晰显示；纵隔胸膜边缘清晰显示；气管和支气管内壁清晰显示；胸内食管显示。骨窗：必要时提供骨窗，显示骨结构。常规包括肺窗和纵隔窗，必要时提供骨窗。

（3）无影响诊断的相关伪影。

2．成像技术标准

（1）平扫：胸部正位定位像，常规螺旋扫描，层厚 5～10mm，FOV300～350mm，标准重建。

（2）增强扫描：扫描参数同平扫。

（3）高分辨扫描：根据病变大小，层厚 1～2mm，层间距 5～10mm，提高管电压和电流，减低由于层面减薄而引起的图像噪声。

3．辐射剂量标准 参考 2013-02-01 实施的 GBZ-165-2012《X 射线计算机断层摄影放射防护要求》。

### (五) 腹部 CT 影像的评价标准

1．影像要求

（1）扫描范围：常规白膈顶至髂骨嵴，根据临床需求适当调整。

（2）显示信息：包括整个受检范围内的器官及结构；两侧对称结构应在同一扫描层面显示；肝、胰腺、脾和双侧肾清晰显示；胆囊壁和肝内血管清晰显示；胆总管胰内段清晰显示；腹部大血管清晰显示；消化道壁显示。增强扫描的期相，应能满足疾病诊断需求。

（3）无影响诊断的相关伪影。

2．成像技术要求 扫描模式为螺旋扫描或大三维容积扫描；肝增强扫描，至少包括动脉期和门静脉期，必要时加扫延迟期；肾增强扫描，至少包括皮质期、髓质期，必要时加扫排泌期。线束准直：（0.5～5mm）×探测器排数。

3．辐射剂量标准 参考 2013-02-01 实施的 GBZ-165-2012《X 射线计算机断层摄影放射防护要求》。

### （六）头颅 MR 影像的评价标准

1．影像要求

（1）扫描范围：颅底至颅顶。

（2）显示信息：包括全部大脑半球、脑干、小脑。脑灰白质、脑室系统、脑沟、脑裂、脑池、垂体清晰显示。两侧对称结构应在相同层面显示。

（3）无影响诊断的相关伪影。

2．成像技术要求 基本序列为横轴面 $T_1WI$、$T_2WI$、FLAIR，采集范围从颅底到颅顶，FOV 一般为 220～240mm，层厚 5～6mm，层间距 0.5～1.2mm。矢状面：定位线平行于大脑纵裂，FOV 一般为 240～250mm，层厚 4～5mm，层间距 0.4～1.0mm。

### （七）骨盆 MR 影像的评价标准

1. 影像要求

（1）扫描范围：髂骨棘水平至耻骨联合下缘。

（2）显示信息：包括盆腔内全部器官结构。膀胱、直肠显示清晰，前列腺、精囊或子宫显示清晰。

（3）无影响诊断的相关伪影。

2. 成像技术要求　基本序列为横轴面 $T_1WI$、$T_2WI$，FOV 320～450mm，可根据患者体型适当调整，层厚 5～8mm，层间距 1～2mm。冠状面 $T_2WI$：FOV 400～450mm，层厚 5～8mm，层间距 1～2mm。矢状面 $T_2WI$：FOV 350～400mm，层厚 5～8mm，层间距 1～2mm。（注：冠、矢状位有一项即可）

# 项目六　医学图像基本处理

## 一、图像基本处理岗位规范

医学图像基本处理在医院放射科主要的使用者是诊断医师和放射技师，掌握一定的医学影像处理基础，了解较新的医学图像处理应用，可帮助使用者提高工作效率、减轻工作负担。医学图像基本处理软件具有对图像各种后处理和统计分析的功能，如灰度/对比度调节、窗宽/窗位调节、单幅/多幅显示、放大/缩小、局部放大、定量测量（CT 值、长度、角度和任意曲线面积等）、图像比例尺测量、图像旋转、图像打印和各种图像标注等。

有效地应用图像基本处理，以及对人体解剖结构和病变区域进行定位、提取、再现并量化分析，使医学影像数据应用价值最大化，以便于临床医师对人体内部病变部位的观察更直接、更清晰，确诊率也更高。因此，医学图像处理技术一直受到医院放射科医师的高度重视，基本的图像处理技术成为医院放射科技术人员一项必备的职业能力。为正确使用医学图像处理软件，需要使用者掌握一定的医学图像浏览及处理的基本操作和技巧。

### (一) 医学图像基本处理应用规范

1. 医学影像作为医疗诊断的主要依据时，处理后的影像必须反映原始图像的精度。

2. 作为医疗中的一般参考时，图像处理时影像可进行一定的压缩，以减少对信息资源的占用。

3. 作为教学参考时，处理后影像只要能够保留影像中教学所需要的部分内容，允许对数字化的影像有比较大幅度的有损压缩。

### (二) 医学图像基本处理方法

1. 图像灰度调整　灰度调整是最基本的图像处理方法，用于改变数字图像对比度，如增加或缩小像素间的对比度是对图像在空间区域进行增强的简单而明显的方法，是图像增强手段之一。

医学图像中的信息主要是由灰度表征的，灰度阶级数越高，其显示图像的层次感越强，影像的信息量也就越大。但是，在图像系统中，图像的传递和转换过程不可避免地会造成图像质量的降低。对于医学图像，主要表现为图像的灰度范围不足或非线性现象，即在灰度的显示和分布上很不理想。某些细节部分可能由于灰度比较接近而不能被人眼所识别，这时，就要通过灰度增强或减弱变换，即灰度调整，来把感兴趣的图像部分的灰度差别充分拉开以被人眼识别。根据图像不同降质现象及所需的不同图像特征可以采用不同的修正方法。通常使用的主要有以下 3 种。

（1）灰度级校正：针对图像成像不均匀如曝光不均匀，使图像半边暗半边亮，对图像逐点进行不同程度的灰度级校正，目的是使整幅图像灰度均匀。不过随着目前设备仪器性能的提升，曝光参数的优化设定，曝光不均的现象几乎不存在。

（2）灰度变换：针对图像某一部分或整幅图像曝光不足使用灰度变换，其目的是增强图像灰度对比度。

（3）直方图修正：能够使图像具有所需要的灰度分布，从而有选择地突出所需要的图像特征，来满足人们的需要，也是目前最常用的纠正灰度的方式。例如目前广泛应用于临床的窗口技术。

1）窗口技术的应用：窗口技术（window technique）是医生用以观察不同密度正常组织或病变的一种显示技术，其包括窗宽（window width）和窗位（window level）。由于各种不同组织结构或病变具有不同的像素值，因此欲显示某一组织结构细节时，应选择适合观察组织结构的窗宽窗位，以获得显示最佳效果。

窗宽是 CT/DR 图像上显示的 CT/DR 值，在此 CT/DR 值范围内组织和病变均以不同的模拟灰度显示，而 CT/DR 值高于此范围的组织和病变，无论是高于多少，均为白影显示，不再有灰度差异；反之，低于此范围的组织，不论是低于多少，均为黑影显示，也无灰度差异。增大窗宽，则图像所示 CT/DR 值范围加大，显示具有不同密度的组织结构增多，但各结构之间的灰度差别减少；减少窗宽，则显示组织结构减少，而各结构之间的灰度差别增加。

窗位是窗的中心位置。同样的窗宽，由于窗位不同，其包括 CT/DR 范围的 CT/DR 值会有差异。例如窗宽（w）同为 60，当窗位 L 为 0 时，其 CT/DR 值范围为 $-30 \sim +30$；如窗位是 $+10$ 时，则 CT/DR 值范围为 $-20 \sim +40$。通常欲观察某一组织的结构及发生的病变，应以该组织的 CT/DR 值为窗位。

2）窗口技术的实现算法：窗宽、窗位线性转换算法是根据预知的窗宽和窗位值获得需要显示的窗口大小（窗宽 W）和中心位置（窗位 L），从而将窗口区域的图像数据线性地转换到显示器的最大范围内，高于或低于窗口上、下限的图像数据则分别设置为最高或最暗的显示值。

在这里，窗宽是指需要显示图像的范围，调节窗宽主要影响对比度，窗宽越大图像灰度层次多，组织对比度减少，细节显示差，而窗位也称窗中心，表示显示区域的中心位置，例如骨骼的窗位（L）、窗宽（W）分别为 400、2000，那么就可以利用调窗处理将窗宽调节到骨骼窗宽、窗位调节到骨骼的窗位，然后换算成显示器显示值，最终得到的结果是只显示窗口范围内的图像，也就是骨骼。

2. 测量标注　放射科医师常需要使用医学图像处理软件中的标注功能对图像中存在的病变组织或其他感兴趣区（ROI）的边界进行标注，同时对病变组织的医学征象进行主观描述及对病变组织进行定量测量，为病变组织的检测算法的评估和图像分割算法的评估提供参考标准。

测量功能：可以测量长度、角度、各种形状区域的面积、平均值、直方图、均方值、标准差等。任何时候鼠标所指位置的 CT 值都显示在状态条中。

标注功能：能够显示患者基本信息，还可在图像上做出箭头、矩形、圆形或者任意多边形的标注并可以写注释性的文字。并且标注的字体、大小颜色都可以自己定义。使用中为了不影响观片可以随时去掉（或加上）标注信息。

（1）临床应用

1）在制定手术方案、治疗评价和诊断工具等方面都需要对医学图像进行标注和测量。

2）为了突出显示感兴趣病灶和得到人体某组织病理或功能方面的重要信息，医师在临床诊断过程中常常需要对人体组织、器官和感兴趣的病灶区进行标注和定量测量。

3）在临床教学中也需要对医学图像中出现的感兴趣区域、器官及病变组织进行标注和注解，以进行讲解和引起学生的注意。

4）在临床医学中，通过标注病灶区可以实现医师的远程共享交流，可以为医学图像研究提供专家支持信息。

5）通过对医学图像进行定量测量数据的分析、比较，可以明确临床诊断，为疾病自动诊断提供准确的生理和病理学数据；也可以精确计算疾病数据，为疾病治疗提供药剂量。

（2）标注方法

1）自动标注：利用计算机软件按照设定好的程序进行自动标注，此方法能有效减少标注工作量，提高标注效率，但标注的准确性较低，不能满足临床诊断需要。

2）手工标注：纯手工标注的工作量巨大，效率低。

3）半自动标注：保证标注准确性的基础上，尽量节省标注的工作量，在目前普遍应用。

（3）ROI 测量方法：常用的 ROI 的形状包括线段、曲线、矩形、椭圆、多边形、角度等。对各种形状的 ROI 的测量包括长度、面积、角度等。线段、曲线需要测量其长度。角度标注需要测量角度值，椭圆、矩形和多变形标注则需要测量面积。

1）线段、曲线标注长度测量：线段的测量比较简单，首先确定起点和终点坐标 $(x_0, y_0)$ 和 $(x_1, y_1)$，根据以下公式进行计算。

$$D = \sqrt{(x_1 - x_0)^2 + (y_1 - y_0)^2}$$

需要注意通过公式计算得到的并不是线段的实际长度，要得到其实际长度必须考虑图像的缩放比例和图像成像时 $X$ 和 $Y$ 方向上的像素间距，假设图像的缩放比例为 $Factor$，$X$ 方向上的像素间距是 $pspaceX$ 和 $pspaceY$，则线段实际长度的计算公式如下。

$$D = \sqrt{\frac{[(x_1 - x_0) \, pspaceX]^2 + [(y_1 - y_0) \, pspaceY]^2}{Factor}}$$

曲线标注可以看成是由多条线段组成，曲线的长度则是组成曲线的多条线段的长度之和。假设曲线有 $n$ 个顶点，曲线则由 $n$-1 条线段组成，其计算公式如下。

$$D = \frac{\sum_{i=1}^{n-1} \sqrt{[(x_1 - x_0) \, pspaceX]^2 + [(y_1 - y_0) \, pspaceY]^2}}{Factor}$$

2）角度的测量：假设要测量的角度的顶点坐标为 $(x_0, y_0)$，和顶点一起组成角度两边的坐标分别是 $(x_1, y_1)$ 和 $(x_2, y_2)$，则角度的计算公式如下。

$$D = \left\{ arccos \frac{[(x_2 - x_0)^2 + (y_2 - y_0)^2 + (x_1 - x_0)^2 + (y_1 - y_0)^2 - (x_2 - x_1)^2 + (y_2 - y_1)^2]}{2\sqrt{(x_1 - x_0)^2 + (y_1 - y_0)^2} \sqrt{(x_2 - x_0)^2 + (y_2 - y_0)^2}} \right\}$$

3）面积的测量：ROI 面积则是 ROI 边界内像素个数和每像素的体素的乘积，其中边界内像素个数采用直线扫描算法得到，体素则代表医学图像上每个像素所表示的人体组织的面积，通过解析 DICOM 文件获得。

4）体积的测量：根据 CT 和 MRI 等医学图像的生成原理，一副图像可以看成一定厚度的人体组织的切片，其中厚度用 DICOM 图像中的层厚表示，切片之间可以有间隔也可以没有间隔，切片之间的间隔在 DICOM 图像中用层间距表示，这些参数的值根据成像设备的设置而定，我们需要处理的层厚很薄，为 2mm 左右。在医学图像中一个立体 ROI 是由存在于多幅图像上的多个平面 ROI 组成。因此立体 ROI 的体积可以表示为分布在多个图像（切片）的具有相同名字的平面 ROI 的体积之和。一个平面 ROI 的体积可以看成是一个柱状体，用其面积乘以层厚，每一个平面 ROI 的面积等于 ROI 区域像素个数乘以 DICOM 图像的体素，体素表示图像上一个像素所表示的人体组织的面积，平面 ROI 区域内的像素个数我们用直线扫描算法来实现，体积计算公式如下。

$$V = \sum_{i=1}^{n} Pixelsi \times Voxel \times Thickness$$

式中：$Pixelsi$ 表示第 $i$ 个 ROI 区域中的像素个数；$Voxel$ 表示图像每像素代表的人体面积，这个参数在 DICOM 文件中可以得到；$Thickness$ 表示每个切片表示的柱体的高。

5）表面积计算：ROI 表面积也是诊断中的一个重要指标，目前大多数的医学图像处理软件都不提供这个参数的计算，在此提供一个相对来说比较准确的表面积算法：把分布在每一个切片上的平面 ROI 看成是一个以层厚为高度的珠状体，立体 ROI 的表面积则等于每个切片上的 ROI 的侧面积之和再加上位于底部和顶部的 ROI 的面积。表面积公式如下。

$$S = \sum_{i=1}^{n} C_i \times Thickness + Area_1 + Area_n$$

式中：$C_i$ 为第 i 个 ROI 的周长；$Thickness$ 为层厚；$Area_l$ 和 $Area_n$ 为底和顶部的 ROI 的面积，分布在每个切片上的组成立体 ROI 的顺序由 DICOM 图像中相应的属性可以读取。

6）有效直径（$d0$, $df$）：有效直径是对区域大小进行描述的特征，式中 $d0$、$df$ 分别为初始种子区域 $S_0$ 与分割最终区域 $S_f$ 的有效直径。

$$d0 = \sqrt[3]{\frac{6V_{S_0}}{\pi}}$$

$$df = \sqrt[3]{\frac{6V_{S_f}}{\pi}}$$

7）紧凑度（$CP$）：紧凑度是用来描述区域全局形状与球形相似程度的特征。

$$CP = 36\pi V^2 / A^3$$

式中 A 为区域的表面积。当紧凑取最大值 1 时，所对应的区域为球形，而取 [0, 1] 之间的其他值时，则对应不同的形状，越大则表明对应的形状与球形越接近。

8）不规则度（$IR$）：不规则度是对区域全局形状不规则性进行描述的特征，由于球形是最规则的形状，因此不规则度实际上也是描述区域形状与球形的不相似程度。

$$IR = 1 - \pi d^2 / A$$

不规则度取值范围也是 [0, 1]，与紧凑度相反，球形对应于不规则度的最小值 0。而其他形状的不规则度对应于 0 到 1 的其他值，形状越不规则其不规则度越大。

3. 裁剪重置 医学影像的裁剪重置就是在医学影像的矩阵中选取一个小矩阵的操作。常用于影像界面操作中选取影像中一个矩形子图，其作用是把干扰诊断的无用的影像部分进行裁剪，留下感兴趣区域。例如，平片影像处理后常采用 mask 影像把照射野外的影像进行裁剪。在 CT 影像三维处理中用裁剪工具去除遮挡感兴趣区域的解剖部位等。

4. 重组处理 重组技术主要应用于多层螺旋 CT 及 MRI 设备，是图像后处理功能中最常用的方法。二维重组技术主要包括多平面重建（multiple planar reformatting，MPR）、曲面重建技术（curved planar reformations，CPR）

（1）多层面重建（MPR）：多平面重建是将扫描范围内所有的轴位图像叠加起来再对某些标线标定的重组线所指定的组织进行冠状位、矢状位、任意角度斜位图像重组。在 CT 或 MRI 图像中任意断面上按需要划线，然后沿该划线将断面上的层面重组，即可获得该划线平面的二维重建图像。MPR 可较好地显示组织器官内复杂解剖关系，有利于病变的准确定位。

（2）曲面重建（CPR）：是多平面重建的一种特殊形式。在容积数据的基础上，沿感兴趣区划一条曲线，计算指定曲面的所有像素的 CT 值，并以二维的图像形式显示出来。曲面重建将扭曲、重叠的血管、支气管、牙槽等结构伸展拉直显示在同一平面上，较好地显示其全貌，是 MPR 的延伸和发展。能任意产生新的断层图像，而无需重复扫描。原图像的密度值被忠实保持到了结果图像上。曲面重组能在一幅图像里展开显示弯曲物体的全长，但其难以表达复杂的空间结构曲面重组易造成假阳性。

## 二、图像基本处理典型工作任务

### 1. 医学图像灰度调整

（1）在 X 射线检查中，以胸部 X 平片为例：如果感兴趣区在肺部，可缩小窗宽，调整窗位使肺纹理结构与肺野有良好的对比度，细节显示清晰。此时纵隔结构、心影重叠结构因亮度过高而细节显示不良。反之，如感兴趣区位于肋骨、胸椎，则可适当增大窗宽，连续调整窗位，使感兴趣部位的细节显示良好。DR 胸片不同窗宽窗位比较如图 2-6-1 所示。

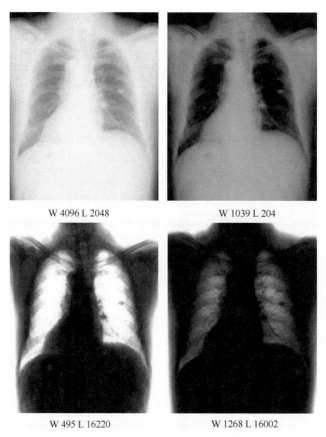

W 4096 L 2048　　　　　　　W 1039 L 204

W 495 L 16220　　　　　　　W 1268 L 16002

**图 2-6-1　不同窗宽窗位的 DR 图像显示**

（2）在 X 射线检查中，以胸部 CT 为例：在 CT 检查中，窗宽是 CT 图像上显示的 CT 值范围。通常在 CT 值范围内的组织和病变均以不同的灰度显示，CT 值高于此范围的组织和病变，无论高出程度有多少，均以白影显示，无灰度差异；反之，低于此范围的组织结构，不论低的程度有多少，均以黑影显示，无灰度差别。增大窗宽，则图像所示 CT 值范围加大，显示具有不同密度的组织结构增多，但各结构之间的灰度差别减少。减小窗宽，则显示具有不同密度的组织结构减少，然而各结构之间的灰度差别增加。以 CT 为例，在脑窗、肺窗、骨窗、纵隔窗、软组织窗中进行选择。如图 2-6-2 所示。

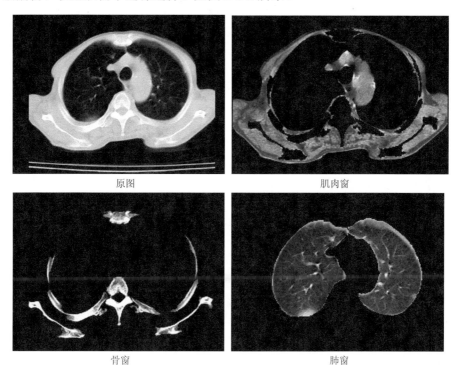

原图 　　肌肉窗

骨窗 　　肺窗

**图 2-6-2 不同窗宽窗位的 CT 图像显示**

2. 医学图像测量标注

（1）注释标注：图 2-6-3 为一小指疼痛的患者的手部 DR 片，为提示患者病变部位常需用文字备注，提示诊断医师关注病变区域，精确书写报告。

（2）长度与角度测量

1）长度测量用于病变大小，深度等的测定。角度测量通常用于病变与周围组织的关系测定和确定手术方案，如图 2-6-4，是对头部 CT 的长度与角度的测量结果。

2）在影像后处理工作站中，还可引入骨科模板，帮助医师进行手术计划。如在髋关节手术规划中通过测量长度、角度，放入模拟钢针并且可以计算钢针大小、形态、放置位置等重要手术参数。如图 2-6-5 所示。

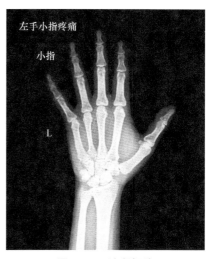

**图 2-6-3 注释标注**

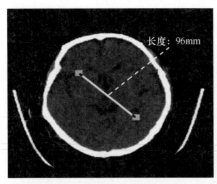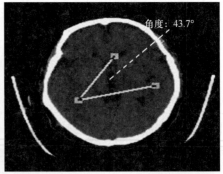

图 2-6-4　CT 图像长度及角度测量

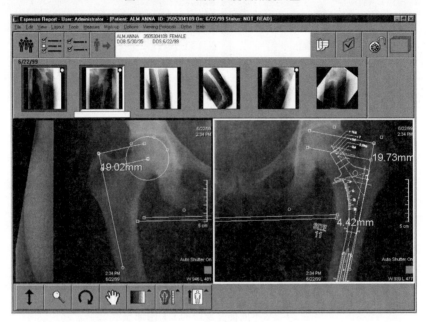

图 2-6-5　模拟钢针的测量

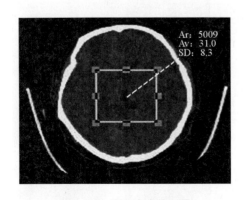

图 2-6-6　平均密度值测量

3）平均密度值测量：平均密度值测量主要应用在 CT 图像诊断，单位使用 CT 值（HU），表示的是测量面积内的平均密度值，在确定病变性质、组织类型等诊断中起着非常重要的作用。如图 2-6-6 显示在头部 CT 测量时，测得头部的矩形面积及平均密度值：面积 Ar 为 5009，平均密度值为 31HU，SD 密度均方差为 8.3。

3. 医学图像裁剪重置　在实际临床工作及胶片打印过程中，经常需要对图像划分工作范围，因此需要对图像进行分幅裁剪重置。在图像分幅处理完之后，要将病变部位具有参考价值的若干相邻图像合并成一幅图像或一组图像，所以产生了图像拼接重置处理，如图 2-6-7 所示。

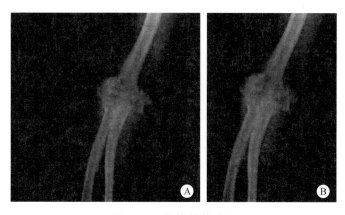

**图 2-6-7　图像裁剪重置**

A. 裁剪前；B. 裁剪后

4. 医学图像重组处理

（1）多平面重建（MPR）：多平面重建（MPR）是通过原始的横轴位图像（薄层）的容积采集获取数据，经计算机后处理后获得人体组织器官任意的冠状、矢状、横轴和斜面的图像。MPR 重建图像如图 2-6-8 所示，4 张图片是头颅部各个方位的 MPR 重建图像。

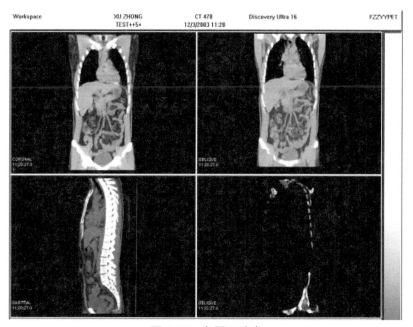

**图 2-6-8　多平面重建**

A、B 两幅图像为胸腹部冠状位软组织窗 CT 重建 MPR 图，C 图是矢状位软组织窗 CT 重建 MPR 图，D 图是斜位骨窗 CT 重建 MPR。这样可以从多个角度观察病变的形态、位置及毗邻关系。

（2）曲面重建技术：曲面重建技术（CPR）是 MPR 的一种特殊方法，适合人体一些曲面结构器官的显示。CPR 与 MPR 的区别在于一个是表面平整的平面图，一个是表面不规则的平面图。

如图 2-6-9 所示，A 图上的虚线是主动脉曲面重建的兴趣区，B 图显示的血管即是沿虚线重建出来的血管形态。

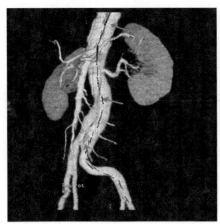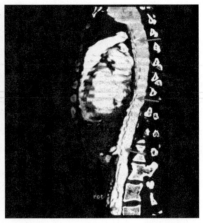

图 2-6-9　曲面重建

（3）其他形式重组：对两次以上扫描合并重组显示图像的处理，例如 DR、CR 下肢全长重组、泌尿系统、颈胸腰椎的全长重组等，如图 2-6-10 所示。

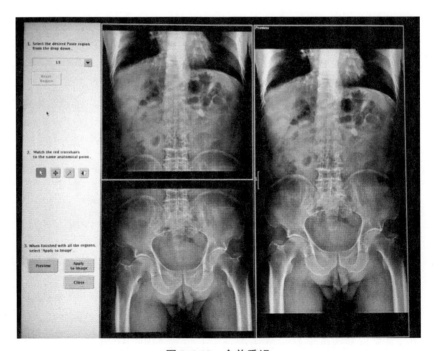

图 2-6-10　合并重组

## 三、图像基本处理工作质量标准

### (一) 医学图像处理工作站功能标准

1. 直接处理工作站　直接处理是应用影像设备的随机软件对获取的医学图像直接进行处理。

医学影像设备的随机软件的功能一般比较齐全，基本上可以满足对医学图像处理的一般性要求。例如，对 CT 或 MRI 图像进行增强处理、滤波处理、血管成像、三维重建和一些定量测量等。

2. 脱机应用工作　脱机应用工作站处理是一种比直接处理更专业的医学图像处理方式，是基于临床对医学图像处理的更高要求，如多模医学图像的配准/融合、虚拟内镜、外科手术的术前计划及放射治疗计划等，一般都是通过专用图像处理工作站进行的。图像处理工作站上的软件功能要比医学影像设备的随机软件功能要强大得多。目前有很多专用的医学图像处理工作站投入市场。

3. 医学研究工作站　医学图像处理除了上述两种临床应用情况外，还有第三种应用情况，就是专门用于医学科学研究，这种应用比前述两种应用情况处在更高的科学层面上。前两种应用主要是利用现有的医学图像处理技术对医学图像的处理，而第三种应用是以临床应用为背景，研究新的医学图像处理方法与理论，通过对新的医学图像处理方法与理论的研究，推动医学图像处理技术与医学影像学的发展。

**(二) 医学图像处理工作站技术标准**

任何医学图像处理与分析技术主旨均为借助计算机这一工具，根据临床特定的需要利用数学的方法对医学图像进行各种加工和处理，以便为临床提供更多的诊断信息或数据。

1. 对于对比度、灰度不理想和信噪比不高的图像，利用图像灰度调整、增强和滤波的方法改变图像的对比度及灰度，提高图像的信噪比，从而提供给放射科医师较高质量的图像，以便于放射科医师对图像的判读。

2. 对于由先进的医学影像设备产生的大量医学图像数据，可以先由计算机进行图像处理后，把可疑的病灶全部标记出来，然后再由放射科医师对标记出来的可疑病灶进行判读。这样可以节省放射科医师大量的读片时间，使他们得以把注意力集中在可疑病灶上，从而为正确诊断奠定基础。

3. 对于医学图像的测量和标注与分析技术在测量人体器官、组织或病灶的体积时要保证测量的精确性，多次测量的均一性，误差要在可控的范围内。

4. 对于医学图像的裁剪和重置，要在保证不损失原图像信息的基础上，达到节约胶片、保证图像裁剪比例一致及美观性。

5. 对于医学图像的 2D、3D 重组、重建方面，一定要在保证不丢失有用信息的前提下进行数据的压缩转换，以便于可视化及外科手术方案的制定和仿真定位等。

# 项目七　医学图像增强处理

## 一、图像增强处理岗位规范

医学影像技术的飞速发展促使众多新型设备应用于临床，大量的医学图像数据给临床医师带来了很大的工作负担，读片的精力和视觉疲劳易引起临床误诊。为便于放射科医师进行图像判读，提供高质量的医学图像，借助计算机的图像处理技术可以为临床医师提供很大的帮助。其中，医学图像增强处理主要通过工作站软件对医学图像进行加工处理以获取感兴趣区的显示效果。例如，对于对比度不理想和信噪比不高的图像，利用图像增强和滤波的方法改变图像的对比度，提高图像的信噪比。

图像增强处理在医院放射科应用的主体主要为诊断医师和放射技师，为正确进行图像处理，需要应用主体具备一定的医学图像处理的基本概念和方法，并根据具体的临床需要获得图像处理数据的能力。

**(一) 临床应用规范**

图像增强处理临床应用主要分 3 个方面。

1. **直接处理** 直接处理是应用医学影像设备的随机软件对获取的医学图像直接进行增强处理。医学影像设备的随机软件的功能一般比较齐全，基本上可以满足对图像增强处理的一般要求。

2. **脱机处理** 脱机应用工作站处理是一种比直接处理更专业的图像处理方式，是基于临床对医学图像处理的更高要求，是通过专用图像处理工作站进行的。图像处理工作站上的软件功能要比医学影像设备的随机软件功能要强大得多。目前有很多专用的图像增强处理工作站投入市场。

3. **科学研究** 前两种应用主要是利用现有的医学图像处理技术对医学图像的增强处理，而科学研究应用处在更高的科学层面上，是以临床应用为背景，研究新的图像增强处理方法与理论，有助于推动图像增强处理技术与医学影像学的发展。

**(二) 增强处理方法规范**

医学图像增强是采用一系列技术将原来不清晰的图像变得清晰，或强调某些感兴趣的信息，抑制不感兴趣的信息，使之改善图像质量、丰富信息量，加强图像判读和识别效果的图像处理方法。增强处理简单直观，是临床中非常实用的医学图像处理技术。

1. 图像增强按处理方法不同可分为空域增强和频域增强。空域增强是在图像空间本身对图像增强的一类方法，主要有均值滤波、中值滤波、图像平滑、图像锐化等。频域增强是在频率域中对图像增强的一类方法，主要有高通滤波和低通滤波。

2. 图像增强按处理目的不同可分为图像的灰度变换、平滑降噪和图像锐化。图像灰度变换指通过调整图像不同灰度级的像素点数分布，达到增强图像目的的处理方法。图像平滑降噪是指通过突出图像的宽大区域、低频成分、主干部分或抑制图像高频成分，使图像亮度平缓渐变，减小突变梯度，降低图像噪声，改善图像质量的图像处理方法。图像锐化是指通过补偿图像的轮廓，增强图像的边缘及灰度跳变的部分，使图像更加清晰的处理方法。

医学图像中的线条信息（如组织或器官的边缘）和噪声都表现为图像中的高频成分，在空域中对噪声的处理一般采用均值滤波、中值滤波和图像平滑的方法，而对边缘的增强一般采用图像锐化的方法，以突出图像的边缘信息。在频域中对噪声的处理一般采用低通滤波的方法，而对边缘的增强一般采用高通滤波的方法。

**(三) 增强处理技术规范**

图像增强处理技术的应用需考虑人眼的视觉特性和硬件的表现能力，达到合理的匹配，根据处理目的选择合适的方法。

1. **灰度变换** 由于 X 线曝光不足或过度的影响，图像灰度可能局限在一个很小的范围内，使图像模糊不清、缺乏灰度层次。在灰度直方图统计分析的基础上，对图像的像素进行线性拉伸，可以增强图像对比度，从而改善图像质量。主要方法包括直方图均衡化和直方图规定化。

(1) 灰度直方图：灰度直方图是灰度级的函数，它表示图像中具有每种灰度级的像素的个数，反映图像中每种灰度出现的频率。灰度直方图的横坐标是灰度级，纵坐标是该灰度级出现的频率，是图像的最基本的统计特征。如图 2-7-1 所示。

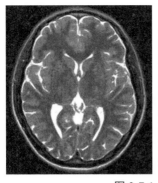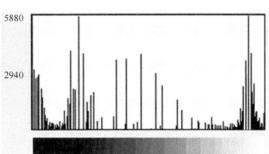

图 2-7-1　医学影像及其灰度直方图统计

　　灰度直方图是对整幅画面的亮暗分布进行的统计，表征了图像的一维信息，仅反映图像中像素不同灰度值出现的次数（或频数）而未反映像素所在位置，是空域处理技术的基础。

　　依据直方图的状态可以评判图像的部分性质，如明亮图像的直方图倾向于灰度级高的一侧；低对比度图像的直方图窄而集中于灰度级的中部，高对比度图像的直方图成分覆盖的灰度级很宽而且像素的分布相对均匀，只有少量的垂线比其他高许多。因此，若一幅图像其像素占有全部可能的灰度级并且分布均匀，则这样的图像有高对比度和多变的灰度色调。分布不均的图像，如图 2-7-2 和图 2-7-3 所示。

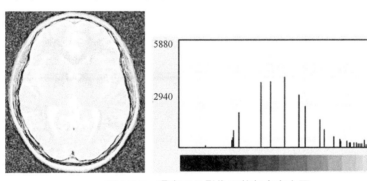

图 2-7-2　曝光不足影像及其灰度直方图

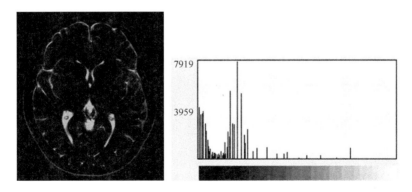

图 2-7-3　曝光过度影像及其灰度直方图

　　（2）直方图均衡化：直方图均衡化是将原始图像的直方图变换为均匀分布的形式，从而增加像素灰度值的动态范围，达到增强图像整体对比度的效果。通过处理，使图像中概率密度大的部分相邻像素值的间隔加大，使概率密度小的部分像素值差别缩小，往往将两个或几个相邻的亮度值归并为同样的值。

理论计算示例：设图像有 $64 \times 64 = 4096$ 个像素，有 8 个灰度级，灰度分布如表 2-7-1 所示。

表 2-7-1　直方图均衡化示例

| 原始图像灰度级 | 0 | 1/7 | 2/7 | 3/7 | 4/7 | 5/7 | 6/7 | 7/7 |
|---|---|---|---|---|---|---|---|---|
| 原始图像各灰度级的像素 | 790 | 1023 | 850 | 656 | 329 | 245 | 122 | 81 |

直方图均衡化的处理步骤如下。

1）求出图像中所包含的灰度级 $r_k$，可以定为 $0 \sim L-1$。

2）统计各灰度级的像素数目 $n_k$（$k=0$, 1, 2……$L-1$）。

3）计算图像直方图。

4）计算变换函数：$S_k = TYr_kY = \sum_{j=0}^{k} P_rYr_jY = \sum_{j=0}^{k} \dfrac{n_j}{n}$。

5）用变换函数：$t_k = \mathrm{int}[(L-1)\,t_k + 0.5]/(L-1)$ 计算映射后输出的灰度级 $S_k$。

6）统计映射后新的灰度级 $S_k$ 的像素数目 $n_k$。

7）计算输出图像的直方图。

根据以上步骤，对原始图像进行直方图均衡化处理过程，如表 2-7-2 所示，处理前后直方图，如图 2-7-4 所示。

表 2-7-2　直方图均衡化处理示例

| 原始图像灰度级 | 0 | 1/7 | 2/7 | 3/7 | 4/7 | 5/7 | 6/7 | 7/7 |
|---|---|---|---|---|---|---|---|---|
| 原始图像各灰度级的像素 | 790 | 1023 | 850 | 656 | 329 | 245 | 122 | 81 |
| 原始图像灰度直方图 | 0.19 | 0.25 | 0.21 | 0.16 | 0.08 | 0.06 | 0.03 | 0.02 |
| 原始图像累计灰度直方图 | 0.19 | 0.44 | 0.65 | 0.81 | 0.89 | 0.95 | 0.98 | 1.00 |
| 输出灰度级 | 1/7 | 3/7 | 5/7 | 6/7 | 6/7 | 7/7 | 7/7 | 7/7 |
| 映射对应关系 | →S₀ | →S₁ | →S₂ | →S₃ | | →S₄ | | |
| 新图像灰度级的像素 | 790 | 1023 | 850 | 985 | | 448 | | |
| 新图像的灰度直方图 | 0.19 | 0.25 | 0.21 | 0.24 | | 0.11 | | |

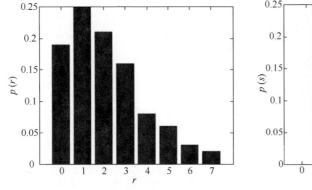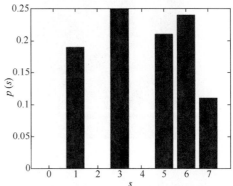

图 2-7-4　直方图均衡化前（$r$）后（$s$）直方图

临床处理示例：如图 2-7-5 所示，通过颅脑断层影像质量评价分析，灰度直方图如图 2-7-6 所示，影像灰度比较集中，对比度差，不利于临床诊断。通过直方图均衡化处理后如图 2-7-7 所示，影像层次丰富，对比度提高，利于颅脑断层中不同结构组织的分辨甄别，其灰度直方图如图 2-7-8 所示。

图 2-7-5　直方图均衡化前影像

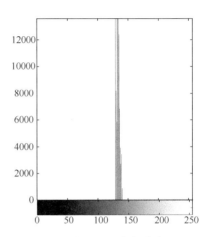

图 2-7-6　直方图均衡化前直方图

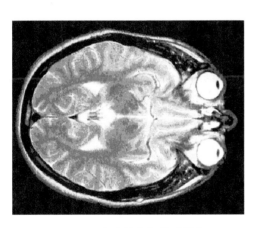

图 2-7-7　直方图均衡化后影像

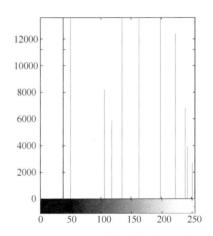

图 2-7-8　直方图均衡化后直方图

（3）直方图规定化：直方图规定化是将一幅图像通过灰度变换后，使其具有特定的直方图形式，如使图像与某一标准图像具有相同的直方图，或使图像具有某一特定函数形式的直方图。

直方图规定化示例：给定图像具有 $64 \times 64$ 个像素，8 个灰度级，其分布如表 2-7-3，试按表中规定直方图进行变换。

表 2-7-3　给定图像直方图及规定直方图分布

| 原始图像灰度级 | 0 | 1/7 | 2/7 | 3/7 | 4/7 | 5/7 | 6/7 | 7/7 |
|---|---|---|---|---|---|---|---|---|
| 原始图像各灰度级的像素 | 790 | 1023 | 850 | 656 | 329 | 245 | 122 | 81 |
| 规定的直方图 | 0 | 0 | 0 | 0.15 | 0.20 | 0.30 | 0.20 | 0.15 |

直方图规定化的处理流程：

1）对原始图像直方图进行均衡化。

$$s_k = \sum_{i=0}^{k} p_r(r_i)$$

2）给出规定直方图，并进行均衡化处理。

$$v_l = \sum_{j=0}^{l} p_u(u_j)$$

3）建立规定化直方图的对应关系，并将原像素灰度映射到新的灰度级。

SML 规则（single mapping law）：寻找 $k$ 和 $l$ 使下式达到极小化，即

$$\min \left| \sum_{i=0}^{k} p_r(r_i) - \sum_{j=0}^{l} p_u(u_j) \right| \begin{array}{l} k=0,1,\cdots\cdots M-1 \\ l=0,1,\cdots\cdots N-1 \end{array}$$

然后将 $p_r(r_j)$ 对应到 $p_u(u_j)$ 去，即完成了变换。

处理数据及结果，如表 2-7-4 所示。

表 2-7-4  直方图规定化处理的数据及结果

| 原始图像灰度级 | 0 | 1/7 | 2/7 | 3/7 | 4/7 | 5/7 | 6/7 | 7/7 |
|---|---|---|---|---|---|---|---|---|
| 原始图像各灰度级的像素 | 790 | 1023 | 850 | 656 | 329 | 245 | 122 | 81 |
| 计算原始直方图 | 0.19 | 0.25 | 0.21 | 0.16 | 0.08 | 0.06 | 0.03 | 0.02 |
| 计算原始累计直方图 | 0.19 | 0.44 | 0.65 | 0.81 | 0.89 | 0.95 | 0.98 | 1.00 |
| 规定直方图 | 0 | 0 | 0 | 0.15 | 0.20 | 0.30 | 0.20 | 0.15 |
| 计算规定累计直方图 | 0 | 0 | 0 | 0.15 | 0.35 | 0.65 | 0.85 | 1.00 |
| SML 映射 | 3 | 4 | 5 | 6 | 6 | 7 | 7 | 7 |
| 映射对应关系 | 0→3 | 1→4 | 2→5 | 3，4→6 | | 5，6，7→7 | | |
| 变换后直方图 | 0 | 0 | 0 | 0.19 | 0.25 | 0.21 | 0.24 | 0.11 |

临床处理示例：图 2-7-9 为被检者胸部 X 线影像，经变换后使其具有图 2-7-10 所示影像直方图特性，直方图规定化后如图 2-7-11 所示。

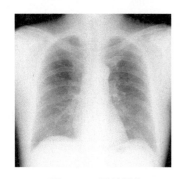

图 2-7-9  原始图像

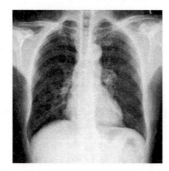

图 2-7-10  规定化图像

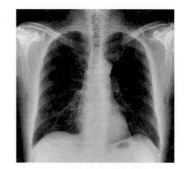

图 2-7-11  处理后图像

直方图均衡化是图像处理的一种自动增强方法，可以得到整幅影像增强的结果，但效果不易控制；直方图规定化是图像处理的一种有选择性增强方法，可以得到特定增强的结果，

但须给定需要的直方图。

2. 平滑降噪 图像噪声指阻碍观察者对信息接收的因素，即图像中临床诊断需求以外的信息。平滑降噪的目的是消除图像中噪声，改善图像质量，同时平滑图像中细微的纹理结构，突出图像骨架结构。由于噪声源众多且种类复杂，所以平滑方法多种多样。平滑可以在空间域进行，也可以在频域进行。下面以空间域常用方法为例介绍平滑降噪处理技术。

（1）邻域平均法：邻域平均法是一种直接在空间域上进行平滑处理的技术，通过邻域内各像素的灰度平均值代替该像素原来的灰度值，来实现图像的平滑。

1）邻域的选取：邻域是指待处理像素点附近的区域点构成的集合，选取区域点的方式有两种：以单位距离为半径或单位距离的 $\sqrt{2}$ 倍为半径取一个窗口。如图 2-7-12，图 2-7-13 和图 2-7-14 所示。

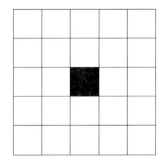

图 2-7-12 待处理像素点

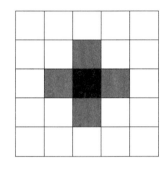

图 2-7-13 单位距离为半径的邻域

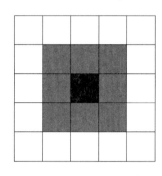

图 2-7-14 单位距离的 $\sqrt{2}$ 倍为半径的邻域

2）平均值的计算：掩模是指平均值的计算模型，在邻域平均法计算过程时可根据不同需要选择不同的掩模，但不管什么样的掩模，必须保证全部权系数之和为单位值，这样可保证输出图像灰度值在许可范围内，不会产生"溢出"现象。常用掩模有以下 5 种。

$$H_1=\frac{1}{9}\begin{bmatrix}1&1&1\\1&1&1\\1&1&1\end{bmatrix} \qquad H_2=\frac{1}{10}\begin{bmatrix}1&1&1\\1&2&1\\1&1&1\end{bmatrix} \qquad H_3=\frac{1}{16}\begin{bmatrix}1&2&1\\2&4&2\\1&2&1\end{bmatrix}$$

$$H_4=\frac{1}{8}\begin{bmatrix}1&1&1\\1&0&1\\1&1&1\end{bmatrix} \qquad H_5=\frac{1}{2}\begin{bmatrix}0&\frac{1}{4}&0\\\frac{1}{4}&1&\frac{1}{4}\\0&\frac{1}{4}&0\end{bmatrix}$$

3）邻域平均法处理示例：应用掩模 $H_1$ 和 $H_5$ 对图像采用 $3\times3$ 的邻域平均法，对于像素 $f(m,n)$，其邻域像素如图 2-7-15 所示。

像素 $f(m,n)$ 经处理后，新像素值 $g(m,n)$ 为：

选择 $H_1$ 掩模时，$g(m,n)=\dfrac{1}{9}(1+0+1+0+3+2+0+2+0)=1$

选择 $H_5$ 掩模时，$g(m,n)=\dfrac{1}{2}\left(\dfrac{1}{4}\times0+\dfrac{1}{4}\times0+\dfrac{1}{4}\times2+\dfrac{1}{4}\times2+1\times3\right)=2$

可见，掩模不同，中心点或邻域的重要程度也不相同，处理后的新像素值大小也不尽相同，因此，应根据问题的需要选取合适的掩模

（2）中值滤波法：邻域平均法属于低通滤波的处理方法，由于图像中的高频信息被滤除，因此图像抑制噪声处理后变得模糊，即图像的细节（例如边缘信息）被削弱，如果既要抑制噪声又要保持细节可以使用中值滤波。

1）中值滤波原理：中值滤波是对一个滑动窗口内的各像素按灰度值大小进行排序，用中值代替窗口中心待处理像素的原来灰度值，因此它是一种非线性的图像平滑法。

2）中值滤波处理示例：应用 1×3 和 3×3 窗口分别对图像进行中值滤波，对于像素 $f(m, n)$，其邻域像素如图 2-7-15 所示。

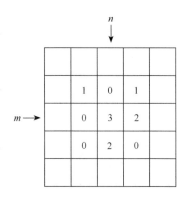

图 2-7-15　像素 $f(m, n)$ 及其邻域分布

像素 $f(m, n)$ 经处理后，新像素值 $g(m, n)$ 为：

选择 1×3 窗口时，$g(m, n)=$median$(0, 2, 3)=2$

选择 3×3 窗口时，$g(m, n)=$median$(0, 0, 0, 0, 1, 1, 2, 2, 3)=1$

3）窗口的选择：对中值滤波法来说，正确选择窗口尺寸的大小是很重要的环节。一般很难事先确定最佳的窗口尺寸，需通过从小窗口到大窗口的中值滤波试验，再从中选取最佳的窗口。

不同形状的窗口产生不同的滤波效果，使用中必须根据图像的内容和不同的要求加以选择。从处理的经验看，方形或圆形窗口适宜于外轮廓线较长的物体图像，而十字形窗口对有尖顶角状的图像效果好。

中值滤波对脉冲干扰及椒盐噪声的抑制效果好，在抑制随机噪声的同时能有效保护边缘少受模糊，而且运算速度快，便于实时处理。但该方法对点、线等细节较多的图像却不太合适，效果不如平滑滤波。

3. 图像锐化　图像平滑处理技术往往使图像中的边界、轮廓变得模糊，为了减少这类不利效果的影响，就需要利用图像锐化技术，使图像的边缘变得清晰。经过平滑的图像变得模糊的根本原因是因为图像受到了平均或积分运算，因此可以对其进行逆运算（如微分运算）就可以使图像变得清晰。从频率域来考虑，图像模糊的实质是因为其高频成分被衰减，因此可以用高通滤波器来使图像清晰。

（1）图像锐化原理：在数学中，微分是对函数的局部变化率的一种线性描述。微分可以近似地描述当函数自变量的取值作足够小的改变时，函数的值是怎样改变的。空间频率越高，幅度变化就越大。因此，微分处理可以加强高频成分、削弱低频成分，从而使图像轮廓变清晰。医学影像锐化处理最常用的微分方法是梯度法和拉普拉斯算子，下面以梯度法为例介绍图像锐化处理步骤。

1）选择一种梯度算子，根据差分计算式计算：$f'_x$，$f'_y$

2）选用一种近似计算式计算 $grad(x, y)$

$$grad(x, y)=\max(|f'_x|, |f'_x|)$$

或：

$$grad(x, y)=|f'_x|+|f'_x|$$

3）根据需要采用不同的锐化输出方式，生成不同的梯度增强图像，常用的有 5 种锐化输出方式。

① 直接以梯度值代替
$$g(x, y)=grad(x, y)$$
缺点：增强的图像仅显示灰度变化比较陡的边缘轮廓，而灰度变化比较平缓或均匀的区域则呈黑色。

② 辅以门槛判断
$$g(x, y)=\begin{cases}grad(x, y), & grad(x, y)\geq T\\f(x, y), & 其他\end{cases}$$
$$g(x, y)=\begin{cases}grad(x, y), & grad(x, y)\geq T\\f(x, y), & 其他\end{cases}$$
特点：式中 T 是一个非负的阈值。适当选取 $T$，可使明显的边缘轮廓得到突出，又不会破坏原来灰度变化比较平缓的背景。

③ 给边缘规定一个特定的灰度级
$$g(x, y)=\begin{cases}L_G, & grad(x, y)\geq T\\f(x, y), & 其他\end{cases}$$
特点：它将明显边缘用一固定的灰度级 $L_G$ 来表现。

④ 给背景规定特定的灰度级
$$g(x, y)=\begin{cases}grad(x, y), & grad(x, y)\geq T\\L_B, & \end{cases}$$
特点：当研究的图像为边缘灰度变化，且不受背景干扰时选用此种处理。

⑤ 二值图像
$$g(x, y)=\begin{cases}L_G, & grad(x, y)\geq T\\L_B, & \end{cases}$$
特点：将明显边缘和背景分别用灰度级 $L_G$ 和 $L_B$ 表示，生成二值图像，便于研究边缘所在位置。

（2）临床处理示例

1）图 2-7-16 为被检者胸部影像，锐化处理后见图 2-7-17。

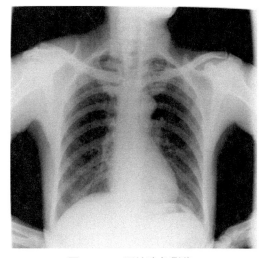
图 2-7-16 原始胸部影像

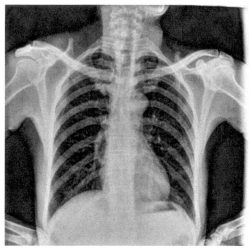
图 2-7-17 锐化处理后胸部影像

2）图 2-7-18 为被检者颅脑影像，锐化处理后见图 2-7-19。

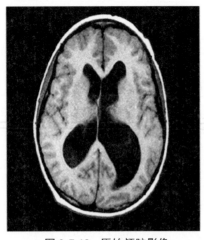

图 2-7-18　原始颅脑影像

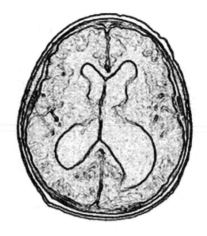

图 2-7-19　锐化处理后颅脑影像

## 二、图像增强处理典型工作任务

### 子项目 1：医学图像灰度变换处理

**(一) 图像案例**

被检者进行膝关节侧位 DR 检查，检查结果如图 2-7-20 所示。

**(二) 案例分析**

根据检查结果显示，图像正常显示膝关节部位的组织结构，但图像整体灰度分布不均匀，对比效果欠佳。因此，技术人员要选择灰度变换处理操作进行图像增强处理，同时结合临床需要，针对感兴趣区域进行规定化处理。影像设备自带软件可进行亮度和对比度的调整，下面以某产品为例，描述图像灰度变换处理流程。

**(三) 处理流程**

1. 选定图像处理操作　如图 2-7-21 所示，在图像浏览界面，选择图像处理选项，其中

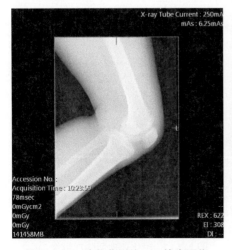

图 2-7-20　膝关节侧位 DR 检查图像

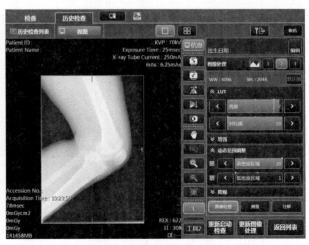

图 2-7-21　膝关节侧位 DR 检查图像-灰度参数

包括亮度调整、对比度调整和动态范围调整三方面。图像亮度为 7 级，对比度为－10 级，高密度区域为 20 级，低密度区域为 1 级。

2. 亮度调整 图像显示的膝关节部位的结构组织密度偏高，适当降低图像亮度至 0 级，图像整体密度下降，图像得到改善，对比度高但显示的层次仍然欠佳，如图 2-7-22 所示。

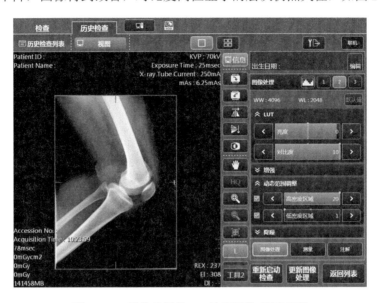

**图 2-7-22 膝关节侧位 DR 检查图像-亮度调整**

3. 对比度调整 图像对比度过高，图像的层次就会下降，为将图像中各种组织结构信息较好的呈现，需要进行对比度的调整，适当降低对比度后图像如图 2-7-23 所示。

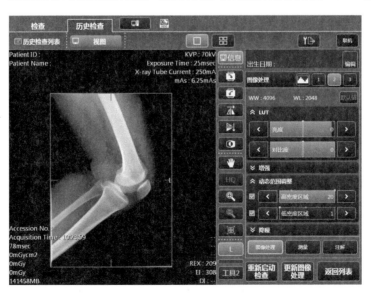

**图 2-7-23 膝关节侧位 DR 检查图像-对比度调整**

4. 动态范围调整 根据临床检查的需要，图像增强的目的要符合诊断的需要，针对感兴趣区域进行调整，如高密度区调整、低密度区调整，如图 2-7-24 所示。

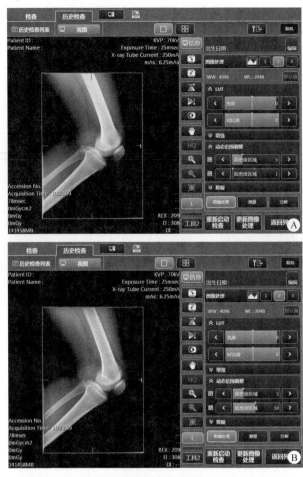

**图 2-7-24 膝关节侧位 DR 检查图像-动态范围调整**

A. 高密度区域调整；B. 低密度区域调整

5. 规定化处理　图像处理软件根据检查部位不同选定默认的显示参数，输出适宜的亮度值和对比度，属于规定化处理的范畴，如图 2-7-25 所示，可选定解剖部位：下肢膝关节侧面。

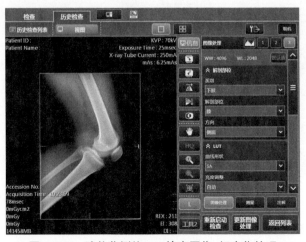

**图 2-7-25 膝关节侧位 DR 检查图像-规定化处理**

### 子项目 2：医学图像平滑降噪处理

**(一) 图像案例**

被检者进行腰椎正位DR检查，检查结果如图2-7-26所示。

**(二) 案例分析**

根据检查结果显示，图像显示腰椎结构清晰，层次丰富，能为临床提供较好的诊断信息。为进一步降低图像的高频噪声，提高图像的信息的平滑度，进行图像平滑降噪操作，观察图像效果。下面以某产品为例，描述图像平滑降噪处理流程。

**(三) 处理流程**

1. 选定图像处理操作　如图 2-7-27 所示，在图像浏览界面，查看图像的降噪处理操作，可提供 10 级平滑降噪处理。将图像放大显示，观察处理效果。

2. 平滑降噪处理　如图 2-7-28 所示，选定降噪处理选项，效果 10 级，观察图像处理结果，高频信息减少，如脊柱的骨纹理变得模糊，对图像中的高频噪声也具有很好的抑制作用。

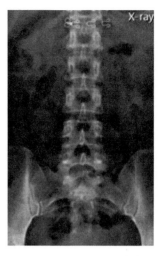

**图 2-7-26　腰椎正位 DR 检查图像**

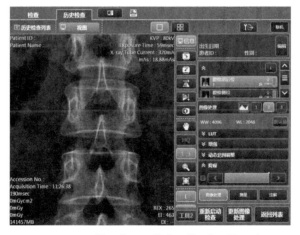

**图 2-7-27　腰椎正位 DR 检查图像-降噪处理选项**

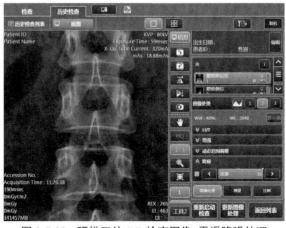

**图 2-7-28　腰椎正位 DR 检查图像-平滑降噪处理**

### 子项目 3：医学图像锐化处理

#### (一) 图像案例

被检者进行肘关节侧位 DR 检查，检查结果如图 2-7-29 所示。

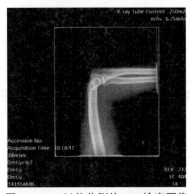

**图 2-7-29 肘关节侧位 DR 检查图像**

#### (二) 案例分析

根据检查结果显示，图像正常显示肘关节部位的组织结构，图像对比度良好，层次丰富，但图像组织结构边缘略显模糊。因此，通过处理软件进行图像锐化处理操作，增强图像质量满足临床诊断要求。下面以某产品为例，描述图像锐化处理流程。

#### (三) 处理流程

1. 选定图像处理操作　如图 2-7-30 所示，在图像浏览界面，选择图像增强处理，其中包括边缘增强和边缘频率调整选项，针对不同的组织结构及临床需要，选择合适的边缘频率是进行边缘增强的前提，如骨组织与肌肉组织的边界频率高、肌肉组织与韧带组织的边界频率低。

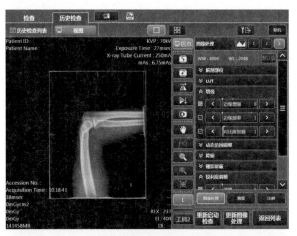

**图 2-7-30 肘关节侧位 DR 检查图像-锐化处理选项**

2. 锐化处理　如图 2-7-31 所示，在诊断骨组织的临床需求前提下，调整边缘增强参数

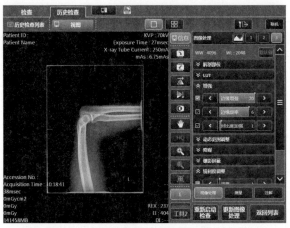

**图 2-7-31 肘关节侧位 DR 检查图像-锐化处理**

为 20 级，边缘频率参数为 6 级，观察图像处理结果，骨组织的边缘信息得到增强，达到了图像锐化的目的。

### 三、图像增强处理工作质量标准

图像增强处理方法各有其优劣势，受到原始图像、处理目的等因素的影响，一种增强要做到对所有的图像都有很好的增强效果非常困难。对于图像增强处理工作，主要的质量标准包括技术评价和效果评价两个方面。

#### (一) 技术评价

图像增强的目的是提高图像感兴趣区的可辨识度，使图像更利于临床观察和疾病诊断，例如器官组织边缘、轮廓、对比度、亮度等有价值信息。以本项目中涉及的三种增强技术为例，技术手段选取标准，如表 2-7-5 所示。

表 2-7-5　图像增强处理技术应用标准

| 序号 | 增强技术 | 临床应用 | 存在不足 | 应用举例 |
|---|---|---|---|---|
| 1 | 灰度变换 | 调整图像对比度、亮度，提高器官组织的可见度和清晰度 | 非感兴趣区对比下降，掩盖影像细节 | 曝光不足影像处理 |
| 2 | 平滑降噪 | 抑制图像高频信号，消除图像噪声 | 图像模糊 | 图像去噪 |
| 3 | 锐化处理 | 提升图像高频信号，突出器官组织边界信息 | 噪声干扰明显 | 显示结构轮廓 |

因此，在实际工作中，首先要结合临床需要进行图像质量评价，分析图像存在的问题，并选择合适的图像增强技术，是技术评价的主要内容。

#### (二) 效果评价

图像增强处理过程的技术本质是人为地突出图像中的部分细节，压制另外一部分信号，是在不考虑图像质量下降原因的前提下，用经验和尝试的方式进行图像增强。同时考虑到图像在信息内容的差异性和质量下降因素的多样性，增强算法没有通用性，因此，无法指定单一的质量评价标准定量衡量增强处理效果的优劣。

图像增强处理质量的影响因素非常多，建立一个质量综合评价体系是非常必要的，而综合评价体系应该包括绝对性标准和比较性标准两个方面。其中绝对性标准指单一性评价处理后图像质量的标准，不考虑原始图像的影响，仅从临床诊断角度进行图像评价；比较性标准是指通过对比处理前后图像质量的变化，评价处理技术应用的价值，该标准是单一针对处理技术效果的评价。两种标准综合评价处理技术的临床应用价值，既可以考虑图像的质量，也可以指导增强技术应用时参数的选择，比单一标准应用的效果好。

# 项目八　医学图像三维重建

## 一、图像三维重建岗位规范

近 30 多年来，随着医学成像和计算机辅助技术的发展，医学影像技术已成为医学技术中发展最快的领域之一，其结果使临床医师对人体内部病变部位的观察更直接、更清晰，确诊率也更高。但是在目前的影像医疗诊治过程中，通过观察一组二维图像往往不能进行精准诊断。确定病变体的空间位置、大小、几何形状及与周围生物组织的空间关系，需要利用计算机图像处理技术对二维图像进行分析和处理，实现对人体器官、软组织和病变体的分割提取、三维重建和三维显示，可以辅助医师对病变体及其他感兴趣的区域进行定性其至定量分析，可以大大提高医疗诊断的准确性和可靠性。此外，它在医疗教学、手术规划、手术仿真及各种医学研究中也能起到重要的辅助作用。

如何将这些断层切片图像进行三维重建并在显示器上显示，已越来越受到人们的重视，这是因为三维医学图像能提供比二维切片图像更加丰富的信息，得到人体组织、器官逼真的立体显示，从而摆脱了以前那种凭借医师临床经验，在大脑中重建器官三维结构的人为局面，使他们从繁重的大脑重建过程中解脱出来。

**(一) 医学图像三维重建应用规范**

1. 能使人们从任意角度观察人体结构，并对人体内部各个组织的相对位置关系有一个整体了解，从而正确诊断出病变范围、位置及程度。

2. 在外科手术的计划和模拟中发挥很大作用，医师可以通过计算机模拟复杂的手术过程，给手术一个定量的描述，还可以比较不同的手术方案和结果，为拟订最佳手术方案提供依据，以提高手术质量，减少医疗事故。

3. 放射治疗计划的制订也是三维医学图像系统的一个重要应用领域，对每个具体病例可以由系统精确地确定出放射源的位置和方向，以使病灶得到足够的照射剂量而其他组织器官尽量减少照射量。

4. 三维医学图像系统还能模拟人体解剖，改进传统的医学解剖教学方式，使学生在计算机上完成模拟手术。

5. 三维医学图像对关节修复、假肢的设计与制作都有重大的意义。

**(二) 医学图像三维重建算法规范**

医学图像的三维重建是研究利用各种医学成像设备获取的二维图像及彩色冰冻切片图像来构建组织或器官的三维几何模型，并在计算机屏幕上"真实"地绘制并显示出来。根据绘制过程中数据描述方法的不同，目前医学图像三维重建的方法主要有两类。

1. 表面绘制 通过几何单元拼接拟合物体表面来描述物体的三维结构，称为表面绘制方法，又称间接绘制方法，即面绘制法。

面绘制法是表示三维物体形状最基本的方法，可以提供三维物体形状的全面信息。其具体形式有两种：边界轮廓线表示和表面曲面表示。边界轮廓表示方法是早期使用的技术，不易获得具体生动的形象，所以我们只考虑表面曲面表示方法。最早的方法是基于多边形技术，主要用平面轮廓的三角形算法，根据在不同切片图像上抽取出的一组轮廓线，用三角片拟合通过这组轮廓线的曲面。Boissonnat 提出了另外一种基于表面轮廓的 Delaunay 三角形方法，解决了系列表面轮廓的三维连通性问题。用三角形或多边形的小平面（或曲面）在相邻的边界轮廓线间填充形成物体的表面，所得出的只是分片光滑的表面，Lin 采用从轮廓出发的 B 样条插值重建算法，得到了整体光滑的表面。Lorensen 和 Cline 提出了一种称为"Marching Cube"的算法，这是一种基于体素的表面重建方法，该方法先确定一个表面阈值，计算每一体素内的梯度值，并与表面阈值进行比较判断，找出含有表面的立方体，利用插值的方法求出这些表面。在 MC 的基础上又提出了"Marching Tetrahedra"方法，该方法提高了运算精度。为了化简 MC 或者 MT 算法生成的三角形面片，国内外对此分别有不少研究，同时对消除 MC 和 MT 算法的二义性也出现了较好的解决方法。

（1）Marching Cubes（MC）算法：Marching Cubes（MC）算法是一种应用很广泛的由体密度数据重构三维等值面的方法，于 1987 年由 Lorensen 和 Cline 两人提出。处理的对象一般是 CT 或 MRI 图像。数据点都位于网格点上，一般适用于灰度图，这样可以明确给出阈值。它的目的是从这样的体数据中抽取出三维结构的边界面，但它不是像二维中追踪等值线一样需要邻接关系，而是孤立地看待每一个体元，由体元八个顶点的数据值来得到在该立方体内的边界面，以三角面片的形式来表示。

为了利用图形硬件显示等值面图像，必须给出组成等值面的三角形面片的法向。MC 算法采用中心差分求体元各角点处的梯度，然后在体元边界上再次采用线性插值求交点的梯度，也就是各三角形顶点的法向。为了消除三角面片之间明暗度不连续变化，三角面片采用 Gourand 模型绘制。

MC 算法的流程如下。

第一步：将三维离散规则数据场分层读入内存。

第二步：扫描两层数据，逐个构造体元，每个体元 8 个顶点来自相邻的两层。

第三步：将体元每个交点的函数值和给定的等值面做比较，根据比较结果，构造该体元的状态表。

第四步：根据状态表，得出与等值面有交点的体元边界。

第五步：通过线性插值方法，计算出体元边界和等值面的交点。

第六步：利用中心差分方法，求出体元各个顶点处的法向，通过线性插值方法，求出三角形各个顶点处的法向。

第七步：根据三角形面片和各个顶点的坐标值和法向量绘制等值面图像。

（2）Discretized Marching Cubes 算法：离散 Marching Cubes 算法（简记为 Disc MC）是 C. Montani，R. Scateni 和 R.Scopigno 在 1994 年提出的一种新型的 Marching Cubes 的改进算法，它将三维表面的重构和简化过程融为一体，在等值面的生成过程中就自适应地完成了面片合并。与其他简化算法相比，Disc MC 具有算法效率高、简化比例高、损失精度小等优点。

经典 Marching Cubes 算法直接根据体元顶点的内外状态构造出三角面片，这些三角面片的顶点是根据所在边的两个顶点的密度值通过插值计算得出。

第一步：扫描（marching）。首先，所有与等值面相交的体元被逐一扫描，根据其八个顶点的内外状态按照规定好的方式生成三角面片。在这一步中，所有生成的三角面片只是用它所在体元的位置和其形态的编号进行记录，并不计算实际的顶点坐标值。也就是先假设所有的三角形面片的顶点只可能落在立方体体元边界的中点和体元中心点这 13 个地方，因而生成的三角形面片的形状是个数有限的。

离散 Marching Cubes 算法中"离散"的思想就是延后插值计算，之前生成的三角面片全部用离散值来表示，也就是说，三角面片所处平面的位置、方向，在所处体元中的位置、形态全部都是离散量，仅有有限数目的可能取值。

根据以上的思想，在第一个步骤——扫描的过程中，所生成的三角面片的顶点在一个体元中只有 13 个可能位置（每条边的中点 12 个，外加体元中心点）。三角面片的可能平面方向也只有图 2-8-1 中列出的 13 种。当然，如果考虑平面的法向方向，则一共是 26 种。Disc MC 也同时规定了在扫描这一步中所有可能产生的三角面片都是图中的某一个。

在扫描过程中，三角面片生成后就马上根据其所处的平面方向和位置存储在一个两层

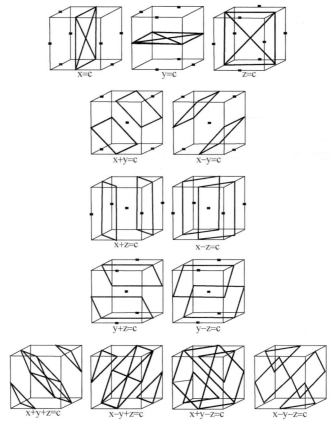

图 2-8-1　三角片所有的可能情况

的链表结构中。第一个层次存储 26 个不同的平面方向，每个元素指向另一个链表，该链表存储了这个方向上的一系列平行的平面。第二个层次上每一个元素均是一个链表，存储该平面上的已生成的三角面片，这样存储的三角面片只需用它在该平面上的位置信息记录即可，这样也便于后面合并过程的进行。

第二步：合并（merging）。三角面片生成后，将凡是位于同一平面并且相邻的三角面片合并，形成大的多边形，然后，大的多边形又被重新划分为三角形。

Disc MC 的核心是三角面片合并这一步，合并的目的是将所有邻接且位于同一平面的三角面片合并成大的多边形，再将得到的多边形划分为尽可能大的凸多边形，最后再将得到的凸多边形划分成三角形。这样，合并过程又可以分为三个子步骤：合并、分割、三角形划分，如图 2-8-2 所示。下面将以 z＝c 平面为例描述这一过程。

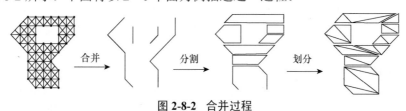

图 2-8-2　合并过程

1）合并是将扫描步骤中产生的在同一平面又相邻的小三角面片合并，形成大的多边形。
在合并过程中，每一个在扫描过程中形成的统一平面上的三角面片被重新以"异或"

模式写入一个二维数组，这样，这些三角面片就自然而然地"合并"了，数组中仅剩下合并后多边形的边界。另外，所有三角面片的水平边也不需要记录，只要记录垂直边和斜边就足可以表示多边形的边界了。

2）分割是将合并得到的多边形分割为一个个小的凸多边形，以便进行下一步的三角形分割。

为了方便起见，凸多边形的分割是按水平方向自上而下进行的。分割完成后，每个凸多边形的信息便从二维数组中提取出来，按照逆时针的顺序将其顶点存储在一个链表中。

3）三角形划分是将分割得到的各个凸多边形最后化分为三角形，形成三角面片网格模型。

第三步：插值（Interpolating）。Disc MC 的最后一个步骤是通过线性插值计算出最后所得的三角面片的顶点坐标，这一步同经典的 Marching Cubes 算法是一样的。

从上述的算法描述中可以看出，Disc MC 具有以下特点。

1）由于 Disc MC 算法的主要部分是基于离散值的，耗时的插值计算量被降至最低，故而算法效率很高。

2）简化比例高，由于凡是位于同一平面且相邻的三角面片都进行合并，所以如果初始三维表面比较平坦，可以达到很高的简化比，并保持有限的精度损失。

3）可以保持细微结构，只要某细微结构在第一次的扫描中能够体现出来，则它就不会被 Disc MC 的简化过程所破坏，这也是 Disc MC 优于其他简化算法的地方。

（3）Marching Tetrahedra 算法和剖分立方体算法

Marching Tetrahedra（MT）方法是从 MC 方法的基础上发展起来的。该方法首先剖分立方体体元为四面体，然后在其中构造等值面。这种方法的优点有以下几方面。

1）由于四面体是最简单的多面体，其他类型的多面体都能剖分成四面体，因而具有广泛的应用背景。

2）将立方体剖分成四面体后，在四面体中构造的等值面的精度显然比在立方体中构造的等值面要高。

剖分立方体算法和 MC 算法一样，对数据场中的体元逐层、逐行、逐列地进行处理。当某一个体元 8 个顶点的函数值均大于（或者均小于）给定的等值面的数值时，就表明等值面不通过该体元，因而不予处理。当某一个体元 8 个顶点的函数值中有的大于等值面的值，有的小于等值面的值，而此体元在屏幕上的投影又大于像素时，则将此体元沿 $x$、$y$、$z$ 三个方向进行剖分直至其投影小于等于像素后，在对所有剖分后的小体元的 8 个顶点进行检测。当部分顶点的函数值大于等值面的值，部分顶点的函数值小于等值面的值时，将此小体元投影到屏幕上，形成所需要的等值面图像。

2. 直接体绘制算法　直接将体素投影到显示平面的方法，称为体绘制方法，即体绘制法。体绘制法最大特点是不需要确立表面的几何表示，而直接基于体数据进行显示，这样就避免了重建过程所造成的伪像痕迹，缩短了在体数据中寻找、计算物体表面的时间。这种方法不丢失细节，更加准确地反映出体数据所包含的形状结构，因此受到普遍关注。直接体绘制法首先要对原始数据进行分类，即确定每一体素中不同生物组织的百分比，一般采用概率分类方法，然后给每个体素赋予相应的颜色与阻光度（opacity）；最后采用投影法或光线投射法生成显示图像。该方法的缺点是运算量很大，不利于实时显示。

体绘制是三维数据可视化的一种重要手段，它是一种将三维体数据投影到二维图像平面上的方法，这其中包含了大量计算。体绘制由于直接研究光线通过体数据场与体素的相互关系，无需构造中间面，体素的许多细节信息得以保留，结果的保真性大为提高。虽然从交互性能和算法效率上讲，面绘制还是要优于体绘制的，但是从结果图像的质量上讲，体绘制要优于面绘制。

（1）直接体绘制算法的分类：根据不同的绘制次序，体绘制方法主要分为三类：以图像空间为序的体绘制方法、以物体空间为序的体绘制方法和基于频域空间的体绘制算法。

1）以图像空间为序的体绘制方法：是从屏幕上每一像素点出发，根据视点方向，发射出一条射线，这条射线穿过三维数据场，沿射线进行等距采样，求出采样点处物体的不透明度和颜色值。可以按由前到后或由后到前两种顺序，将一条光线上的采样点的颜色和不透明度进行合成，从而计算出屏幕上该像素点的颜色值。这种方法是从反方向模拟光线穿过物体的过程。

2）以物体空间为序的体绘制方法：首先根据每个数据点的函数值计算该点的颜色及不透明度，然后根据给定的视平面和观察方向，将每个数据点投影到图像平面上，并按数据点在空间中的先后遮挡顺序，合成计算不透明度和颜色，最后得到图像。

3）基于频域空间的体绘制算法：此方法于1993年被提出，它大大减少了上述两种方法的计算量。我们可以将通过体绘制得到图像的过程，看作是三维数据场沿着视线方向的数值积累，也就是数据场到图像平面的投影。我们可以运用傅里叶-截面定理，在三维数据场对应的频域场中，按照给定的视线方向经过原点抽取一个截面，再将这个截面作逆傅里叶变换，就可在空域的图像平面里得到所需要的投影。

（2）光线投射算法：光线投射算法是一种基于图像空间扫描来实现体绘制的离散方法。光线投射方法从图像平面的每个像素向数据场投射光线，在光线上采样或沿线段积分计算光亮度和不透明度，按采样顺序进行图像合成，得到结果图像。它从反方向模拟光线穿过物体的全过程，并最终计算这条光线穿过数据场后的颜色。

光线投射算法主要有如下的过程。

1）数据预处理：包括采样网格的调整，数据对比增强等。

2）数据分类和光照效应计算：分别建立数据值到颜色值和不透明度之间的映射，并采用中心差分方法计算法向量，进行光照效应的计算。

3）光线投射：从屏幕上的每个像素沿着观察方向投射光线，穿过数据场，在每一根光线上采样，插值计算出颜色值和不透明度。

4）合成与绘制：在每一根光线上，将每一个采样点的颜色值按前后顺序合成，得到像素的颜色值，显示像素。

（3）体绘制加速算法：为了加速体绘制，许多加速算法被提了出来。这些加速算法，有的是对基于图像空间的方法进行改进，有的是对基于对象空间的方法进行改进，有的则对这两类方法都适用。

基于图像空间的方法以 Levoy M.于1988年提出的光线投射法（ray casting）为代表。空间跨跃是加速光线投射式体绘制方法的一种常用手段，它的核心是不进行空体素的采样。基于这个思想的加速算法有：由 Cohen 和 Shefer 提出的 Proximity Clouds；由 Zuiderveld 提出的通过距离编码的光线加速法；还有 Sramek 提出的跳过大范围空区域的方法等。所有上述算法都是通过避免不必要的、费时的空体素采样实现加速的。

基于对象空间的方法是以 Westover L.1990年提出的溅射（splatting）算法为代表。基于对象空间的体绘制算法的加速技术主要围绕着数据压缩和分层的数据结构，通过访问尽可能少的体素来提高速度而不明显降低图像质量。

错切-变形（Shear-Warp）算法是 Lacroute P.于 1994 年提出的既可用于加速光线投射又可用于加速 Spaltting 的体绘制算法。它的主要优点是将三维的视觉变换转换成物体的错切和两维的变形，错切后的物体首先投射到中间图像平面上，然后再经变形生成最后的结果图像。物体投影的方向并不是任意的，而是沿着最主要轴（±X，±Y，±Z 坐标轴）的方向，这就大大简化了光线投射和 Splatting 方法的过程。此外，并行与分布式计算也是提高体绘制速度的方法之一。

图像三维重建中不同绘制算法的特点如表 2-8-1 所示。

表 2-8-1　绘制算法的比较

| | 制算法 | 质量 | 效率 | 特　　　点 |
|---|---|---|---|---|
| 面绘制 | MC 算法 | 高 | 慢 | 容易实现，但内存要求多 |
| | 多尺度 MC 算法 | 高 | 快 | 比 MC 算法提高了效率，而且质量没有降低 |
| | MT 算法 | 高 | 慢 | 解决 MC 算法的二义性问题 |
| | DC 算法 | 中 | 较快 | 对于高密度三维数据场提高效率非常有效 |
| | Cuberille 算法 | 低 | 快 | 非常简单，内存的消耗也很少 |
| 体绘制 | Ray Casting 算法 | 高 | 慢 | 内存开销大 |
| | Splatting 算法 | 高 | 较快 | 可以渐进的显示，内存小 |
| | Shear Warp 算法 | 中 | 较快 | 内存开销较少 |

## 二、图像三维重建典型工作任务

### 寸项目 1：颅脑重建

通过计算机重建方法获得颅脑的空间形态位置，颅脑 CT 图像的三维重建更为简便、快捷，可从不同角度立体重现颅脑形态，提供丰富图像信息，对病情判断和术前手术设计具有重要意义。

1. 材料

检查者：一名男性，58 岁，头颅外伤患者。

从颅底至颅顶，层厚 0.2cm，层距 0.3cm，分别对上述位置进行横断、冠状、矢状 CT 扫描。如图 2-8-3 所示。

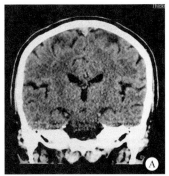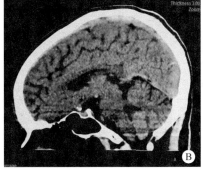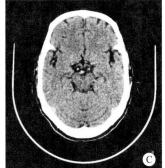

图 2-8-3　头颅 CT 扫描
A. 颅脑 CT 冠状面；B. 颅脑 CT 矢状面；C. 颅脑 CT 横断面

2. 三维重建方法　所得图像资料通过 PACS 转入图像工作站中进行头颅的三维重建。具体步骤如下。

（1）在图像工作站中按扫描顺序显示各样本 CT 图像，根据骨窗条件下的 CT 图像确定横断面上头颅组织边界。

（2）利用重建软件逐个锐化横断 CT 图像上的骨组织边界，各图像建立相应的文件名，由各横断图像不同坐标位置重建三维网格图，如出现异常凸起或凹陷形态，则应检查异常部位横断面的颅脑组织界面锐化是否正确或断面位置有无错误，并进行相应的修正，获得边界光滑的立体。

（3）根据临床需要旋转不同角度观察颅脑形态及其毗邻关系，并可显示不同位置髓腔内三维形态，利用其软件在三维图像上可测量异常的长度、角度、弧度、面积和容积等（图 2-8-4，图 2-8-5），设置不同尺寸在三维图像上行匹配，从中选择最佳假体。

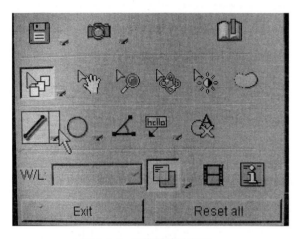

图 2-8-4　三维重建功能区

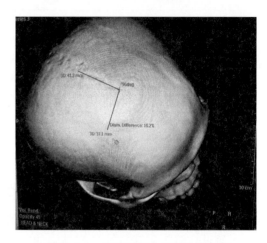

图 2-8-5　三维图像中颅缝角度测量

3. 结果　根据以上操作获得颅脑三维立体图像（图 2-8-6）。

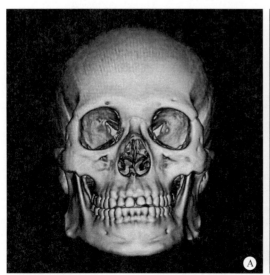

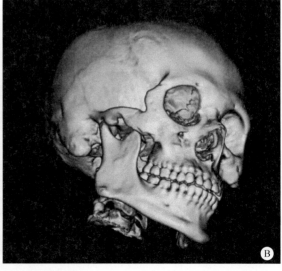

图 2-8-6　颅脑三维立体图像
A. 正位像；B. 斜位像

4. 评价　颅骨颅缝在常规 CT 轴位扫描能清楚显示，然而在遇到头颅外伤引起的骨缝分离患者时，常规 CT 轴位扫描不容易区分，容易导致漏诊，三维重建成像后能轻易鉴别颅缝分离性骨折和正常颅缝。

三维重建图像不但可以看到清晰的观察头盖骨折形态和骨折线走行，也能观察到颅底骨折情况及骨折线走行，在斜坡区血肿，CT 三维重建技术可以提供冠状轴位和矢状轴位成像，矢状轴位成像可以清晰显示斜坡区结构影像，消除常规轴位 CT 颅骨伪影的干扰，为患者病情和死亡提供影像学依据。CT 三维立体结构对临床医师观察、诊断、手术设计、术后评估、教学等都有很强的指导意义。

### 子项目 2：肺组织重建

临床上胸部 CT 的作用在于早期发现病变和对病变进行的定位与定性诊断，胸部 CT 断层图像的三维重建能够完整、直观和准确地显示肺部气管、动脉和静脉及三者之间的位置关系，从而辅助肺段 CT 鉴别和进行病变定位。

1. 材料

检查者：女性，58 岁，肺部疾病患者。

从肺尖及肺底，层厚 0.5cm，层距 0.5cm，分别对上述位置进行横断、冠状、矢状 CT 连续扫描。如图 2-8-7 所示。

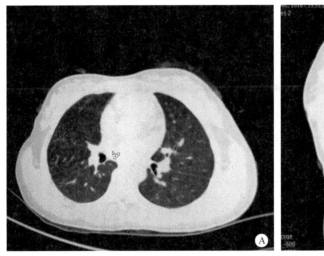
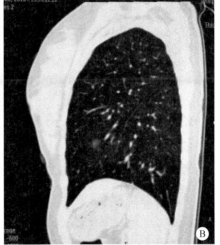

**图 2-8-7　肺部 CT 扫描图像**

A．横断面；B．矢状面

2. 三维重建方法　所得图像资料通过 PACS 转入图像工作站中进行肺组织三维重建。

（1）在图像工作站中按扫描顺序显示各样本 CT 图像，对 CT 数据进行"加窗"处理，压缩数据比特率，采用"局部加窗"方法凸显感兴趣区，然后进行图像的"融合"。

（2）利用重建软件逐个锐化横断 CT 图像上的骨组织边界，各图像建立相应的文件名，由各横断图像不同坐标位置重建三维网格图，获得边界光滑的立体图像。

（3）根据临床需要旋转不同角度观察肺部组织形态及其毗邻关系，并可显示不同位置三维形态，利用其软件在三维图像上可测量感兴趣区的长度、角度、弧度、面积和容积等。如图 2-8-8 所示。

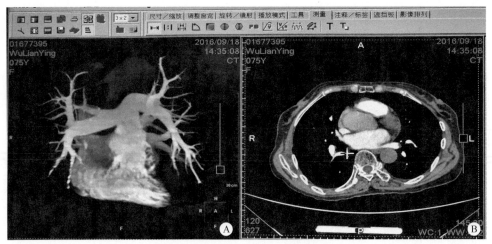

图 2-8-8　肺部血管 CT 三维处理

3. 结果　根据以上操作获得肺部血管重建图像，如图 2-8-9 所示。

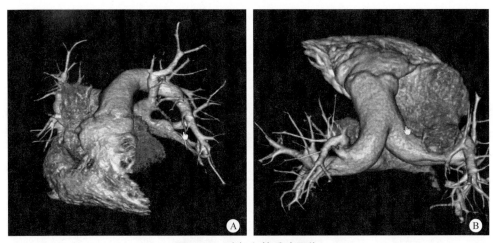

图 2-8-9　肺部血管重建图像

4. 评价　重建图像有较强的立体感，重建的肺部既能显示表面性质，又能显示肺内血管，有利于确定病变部位和血供情况。重建肺部的图像可以在屏幕上进行任意角度的旋转，较二维 CT 图像更直观地显示其表面性质。

## 子项目 3：骨骼重建

普通 X 线仅显示骨骼投影的二维图像，对骨骼大体病变的诊断起着非常重要的作用，但常出现组织重叠，难以完整再现。CT 可显示骨骼不同部位的横断面图像，较好再现髓腔内、骨盆等病变。随着计算机技术的飞速发展，骨骼 CT 图像的三维重建更为简便、快捷，可从不同角度立体重现骨骼形态，提供丰富骨骼图像信息，对病情判断和术前手术设计具有重要意义。

1. 材料

检查者：男性，36 岁，右足外伤患者。

从踝关节上 10cm 至下 10cm，层厚 0.2cm，层距 0.3cm，分别对上述案例进行踝关节横断、冠状、矢状 CT 扫描。如图 2-8-10 所示。

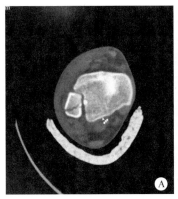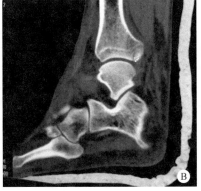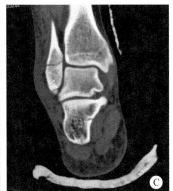

**图 2-8-10 踝关节 CT 图像**

A．CT 横断面；B．CT 矢状面；C．冠状位

2．**三维重建方法** 所得图像资料通过 PACS 转入图像工作站中进行骨骼三维重建。

（1）在图像工作站中按扫描顺序显示各样本 CT 图像，根据骨窗条件下的 CT 图像确定横断面上骨组织边界。

（2）利用重建软件逐个锐化横断 CT 图像上的骨组织边界，各图像建立相应的文件名，由各横断图像不同坐标位置重建三维网格图，如出现异常凸起或凹陷形态，则应检查异常部位横断面的骨组织界面锐化是否正确或断面位置有无错误，并行相应的修正，获得一边界光滑的立体图像。

（3）根据临床需要旋转不同角度观察骨骼形态及其毗邻关系，并可显示不同位置髓腔内三维形态，利用其软件在三维图像上可测量骨骼的长度、角度、弧度、面积和容积等，设置不同尺寸模拟假体在三维图像上匹配，从中选择最佳假体。如图 2-8-11 所示。

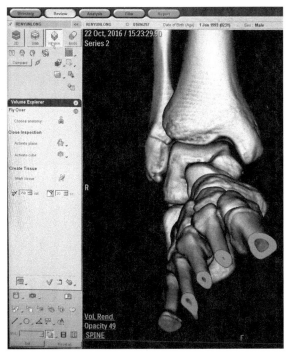

**图 2-8-11 踝关节 CT 三维处理**

3. 结果　根据以上操作获得踝关节三维图像,如图 2-8-12 所示。

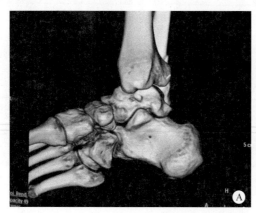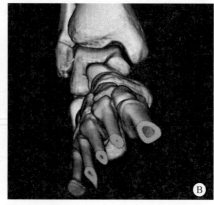

图 2-8-12　踝关节三维立体图像

4. 评价　普通 X 线片和 CT 横断扫描图像对骨骼疾病的诊断起着不可替代的作用,是日常诊断中不可缺少的手段,但其仅能显现骨骼二维图像,前者一旦影像重叠常影响诊断,而 CT 图像缺乏整体影像,骨骼的三维立体重建克服了其不足之处,可从不同角度再现骨骼形态并赋予骨骼图像新的功能,也是目前医学图像争先研究的热点,有着重要的临床意义。重建的各图像均可从任意角度观察骨骼情况。例如,从膝关节髓腔三维图像中可准确测量髓腔容量,如其中需植骨治疗,术前即可准确计算所需植入骨量;在三维骨骼图像上,可对不规则骨骼形态进行解剖测量,并且能反复多次、快速测量,其结果重复性好,适合大样本统计测量,在行复杂骨科手术前进行操作演练,或进行形象教学演示,有助于提高手术技术,减少复杂手术的失败率。骨骼三维重建是一项成熟技术,但临床应用还需进一步研究改进。不同 CT 骨骼图像显示条件不一致,需测定后才能准确选定骨质边界,松质骨密度小边界选定误差大;结合临床要求的应用研究较少,医务人员对其应用前景认识不足,需与计算机工程人员合作开发研究。

### 子项目 4:血管重建

随着 CT 图像处理技术的逐步完善,成熟的 CTA 作为一种非创伤性血管检查方法,具有安全、简便、快捷、经济的优势,且具有很高的敏感性和准确性,是脑血管影像学的重要诊断方法。

1. 材料

检查者:男性,45 岁,脑血管疾病患者。

对上述案例主动脉弓至颅顶进行层厚 0.2cm,层距 0.2cm 的横断、冠状、矢状 CT 扫描。扫描过程中,经前臂静脉利用高压注射器注射非离子型对比剂欧乃派克 350mg/ml,注射速率 3ml/s,扫描延迟时间 15~20s。如图 2-8-13 所示。

2. 三维重建方法　所得图像资料通过 PACS 转入图像工作站中进行血管三维重建。

(1)在图像工作站中按扫描顺序显示各样本 CT 图像,采用血管重建中最大密度投影(MIP)和表面遮盖显示法(SSD)进行后处理。

(2)MIP 从文件中获取 CTA 原始图像数据,在轴位上调整合适的窗宽和窗位,并减去颅底以外的颅骨,在选择冠状位减去颅底骨,获得图像。

(3)SSD 通过确定感兴趣区所要显示结构的实际密度所包含的最高和最低 CT 值,设定最高及最低的阈值水平,然后标记兴趣区所要显示的结构,重建程序将根据代表该结构密度范围对所有临近像素进行识别,来显示颅底血管和颅骨的关系。如图 2-8-14 所示。

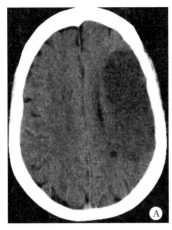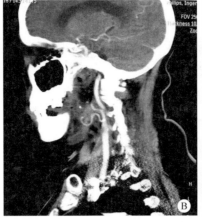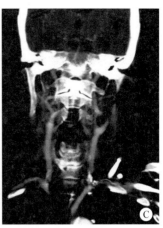

**图 2-8-13　颅脑及颈部 CT 图像横断面**

A. 颅脑 CT 横断面；B. 颈部 CT 矢状面；C. 颈部 CT 冠状面

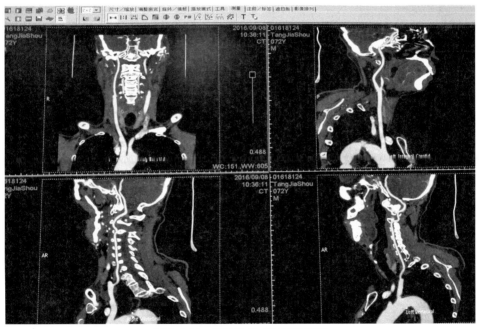

**图 2-8-14　颅脑血管 CT 三维处理**

3. 结果　根据以上操作获得颅脑血管 CT 重建图像，如图 2-8-15 所示。

4. 评价　CTA 能够准确判断胚胎型大脑后动脉（FTP）的存在，为脑血管疾病的诊断与治疗提供重要信息。研究证实一侧 $A_1$ 段发育不良与动脉瘤的形成有密切关系，在一侧 $A_1$ 段发育不良的情况下，对侧大脑前出现血流量增加、血流加速、管内压加大等血流动力学变化，在动脉瘤的形成中起着极为重要的作用。

## 三、图像三维重建工作质量标准

### (一) 三维重建过程标准

三维重建是影像工作多年来从横断层到多层面乃至立体的飞跃，让抽象变得形象，大大提高了诊断的准确性，为临床工作的开展注入了无限生机，从而解决许多以往临床上无法解决的难题。

三维重建软件运行的过程如图 2-8-16 所示。来自各种医学设备如 CT、MRI 或者 DR 等的原始数据，由于各种医学设备的差异，有的符合 DICOM 标准，有的不符合 DICOM 标准，但是通过 PACS 系统中的 DICOM 网关后，所有的数据都转换为符合 DICOM 标准。

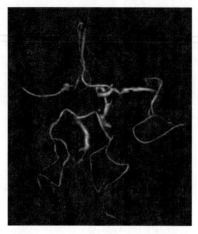

图 2-8-15　颅脑血管 CT 重建图像

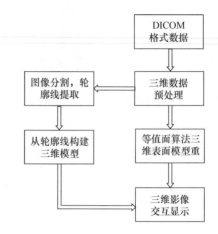

图 2-8-16　三维重建过程

三维重建软件系统解析 DICOM 数据获得待成像数据，并进行了去除噪音、标尺设定、坐标归一化等预处理。

**(二) 三维重建质量标准**

以 CT 三维重建为例，CT 重建技术已在临床诊断治疗中成为不可缺少的方法，CT 诊断主要是依据 CT 重建影像所提供的正常或异常的信息做出诊断结论，可见优质 CT 重建影像是诊断确切性的前提条件。

1. 影像标准

（1）满足 CT 诊断要求的影像信息。例如，颅脑扫描的脑灰质和脑白质的区分；肝扫描的肝血管界线分明；腰椎椎间盘扫描的椎间盘和两侧神经根的显示。

（2）适当的影像密度定量。包括背景密度［组织影像外的最大密度（Dmax）和最小密度（Dmin）］和组织影像密度。

（3）CT 影像显示体位标准，两侧组织结构应按解剖部位对称显示。

（4）定位选层准确，组织器官扫描完整。如颅脑应包括颅底至颅顶；肝应包括膈顶至膈下角，椎间盘扫描应包括下腰椎椎体上份，全程无漏扫。

（5）影像对比度好，窗技术选调合适，相邻组织对比层次清楚。

（6）无明显机源性伪影和解剖运动伪影。

（7）增强效果明显，应尽可能多层面显示增强效果。

2. 图像处理标准　图像处理一般泛指对图像进行各种加工以改善图像的视觉效果，即通过一系列特定的操作来改变图像的像素，以达到特定的目标，比如使图像更清晰，或从图像中提取某些特定的信息等。因此图像处理标准，应结合临床需要选择恰当的处理技术即可。

# 项目九　诊断报告书写

## 一、诊断报告书写岗位规范

医学技术主要为人的生命与健康服务，其服务质量的重要性是不言而喻的。为此，医学管理学提出了质量保证（quality assurance，QA）与质量控制（quality control，QC）的规范与方法；从质量保证与质量控制角度出发，医学影像诊断报告岗位要求具备熟练操作各种医学影像设备及规范化书写各种检查诊断报告的能力，遵守医学影像诊断报告岗位各项规章制度。

### (一) 影像诊断岗位职责规范

医学影像诊断人员应根据临床检查申请的要求完成普通 X 线、造影、CT、MRI 检查等操作，通过 PACS 系统规范地书写相应检查影像的诊断报告，定期进行诊断符合率的查对；对急诊患者要及时做出诊断报告或及时口头报告于临床主管医生；对特殊造影或增强扫描患者要承担放射检查中的抢救工作；遵守各种医学影像检查技术操作规程，正确操作医学影像设备，并负有对设备的维护保养责任，接受专机负责人员对使用操作上的指导和监督。除以上工作职责外，还应进行影像诊断专业及相关专业学生的带教工作及科研工作。

### (二) PACS 系统诊断应用规范

设置访问权限，保证数据安全性。诊断工作人员须登录用户名并输入正确密码才可进入系统程序；技术人员及护士不给予书写报告权利，未取得职业医师资格证的医生不给予复核报告的权利；工作人员不得任意删除 PACS 系统上的数据，全部工作站限制任何外来程序使用，封闭 USB 接口；PACS 系统上检查报告模版由装入系统时存入，工作人员若发现公共模版有可改进之处，须报告科主任，由全科医师共同商讨后决定是否修改。

### (三) 影像诊断报告规范

医学影像诊断人员书写报告时，要仔细核对片号、科别、姓名、性别等，防止差错事故发生；影像描述和分析应符合规范要求，对进修、实习生所写报告要认真检查、修改并签名。

影像诊断报告应在规定时间内发出，因各个医院规模大小不一，患者数量不同，规定时间有所差异；一般规定急诊患者在半个小时内或及时口头报告于临床主管医师，门诊患者在 2h 内，住院患者在 24h 内，遇有特殊情况，应向患者说明原因。急诊报告注明检查时间（时、分）和报告时间（时、分）。

所有报告实行审核双签名制度，急诊、临时报告实行会诊修订制度，进修医师及实习医生不具有单独签发报告的资格，对疑难病例、典型病例可邀请相关科室临床医师共同讨论会诊。

### (四) 综合阅片规范

每天由影像科主任或高年资医师组织，当班影像诊断人员早间集体阅片，及时对疑难病例进行讨论分析，以求诊断的准确；及时对漏诊、误诊病例进行修正，分析查找原因，总结经验教训；对手术病例进行术前分析，确定追踪随访计划，以期提高对疾病的认识；定期对疑难病例、典型病例和特殊病例进行讨论会诊；统计诊断报告质量和诊断结果并汇总上报。

### (五) 疑难病例会诊规范

每周由影像科主任组织，医疗质量管理小组成员主持，进行一次疑难病例、少见病例、罕见病例、特殊病例或典型病例集体阅片讨论；疑难病例阅片由接诊医师准备病例资料，介绍病情、检查经过，参加人员各抒己见，主持人作总结分析，提出诊断意见；疑难病例讨论必要时应邀请临床科室或其他医技科室人员参加，广泛听取各种意见，相互参考和印证，以求做出更为准确的诊断；遇有紧急情况，随时组织阅片讨论，以缩短抢救治疗时间；疑难病例阅片、讨论指定专人记录。

## 二、诊断报告书写典型工作任务

在临床实际工作中，影像报告撰写是在 PACS 系统中影像诊断工作站完成的，每个诊断医师用自己的账号及密码登录，进入诊断报告书写界面，可以进行 DR、CT、MRI 等检查技术图像信息及相关信息浏览并进行报告编写，最后经上级医师复核后打印报告。

诊断报告书写界面如图 2-9-1 所示。

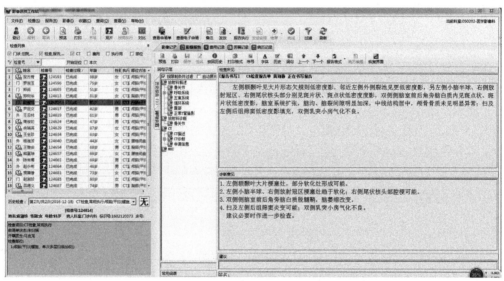

**图 2-9-1　影像诊断工作站报告书写界面**

为了保质保量地完成影像诊断报告书写任务，全面、客观、真实地做出诊断结论，达到正确影像诊断的目的，必须遵循一定的诊断原则和步骤，做好充分的准备工作，以尽可能地降低误诊率和漏诊率。

### (一) 医学影像诊断书写报告步骤

第一步：仔细阅读检查申请单。申请单记载着患者的姓名、性别、年龄等一般资料和临床病史、症状、体征、实验室检查及临床拟诊情况、影像学检查的部位及目的要求等。在正式书写影像诊断报告之前，要认真审核这些内容。若这些项目填写不够详细，应及时予以补充，因为它们是做出正确影像诊断的重要参考资料。

第二步：认真审核图像。①图像所示一般资料是否与申请单相符：要认真审核图像上的姓名、性别、年龄、检查号是否与申请单一致，避免发生错误，否则将会导致医疗事故的发生；②成像技术和检查方法是否符合要求：要仔细核对图像与申请单要求的检查技术、方法和部位是否一致，若不一致，要及时安排重新检查；③图像质量是否符合标准：图像良好的清晰度和对比度对于疾病的显示至关重要。此外，照片上各种伪影均能够干扰正常和异常表现的识别。因此，书写影像诊断报告之前要认真审核照片质量，对于不符合质量要求的照片，不能勉强书写，以免发生漏诊和误诊。

第三步：全面仔细观察图像，初步得出影像诊断结论，采用全面、对比、连续、重点观察的方法，仔细观察影像图像，发现病灶后，具体分析，然后结合临床资料，综合分析，作出初步的影像诊断。

按照医学影像检查技术不同，以临床工作中 DR 检查报告书写、CT 检查报告书写、MRI 检查报告书写的典型工作任务展开训练。

### (二) 报告书写举例

1. DR 检查报告书写案例

第一步：仔细阅读申请单。核对申请单、报告单、图像上的病人信息是否一致；了解患者临床病史、体征、相关辅查及此次检查的部位及目的要求。检查单如图 2-9-2 所示。

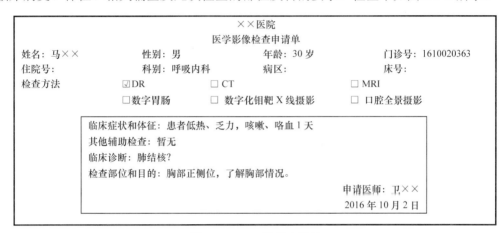

××医院
医学影像检查申请单

| | | | |
|---|---|---|---|
| 姓名：马×× | 性别：男 | 年龄：30 岁 | 门诊号：1610020363 |
| 住院号： | 科别：呼吸内科 | 病区： | 床号： |
| 检查方法 | ☑DR | □ CT | □ MRI |
| | □ 数字胃肠 | □ 数字化钼靶 X 线摄影 | □ 口腔全景摄影 |

临床症状和体征：患者低热、乏力，咳嗽、咯血 1 天
其他辅助检查：暂无
临床诊断：肺结核？
检查部位和目的：胸部正侧位，了解胸部情况。

申请医师：卫××
2016 年 10 月 2 日

**图 2-9-2　DR 检查申请单**

第二步：认真观察图像。图 2-9-3 为胸部后前正位片＋右侧位片，要求认真观察病灶分别在两个投照体位上显示，需描述病灶的部位、形态、大小及密度等情况。

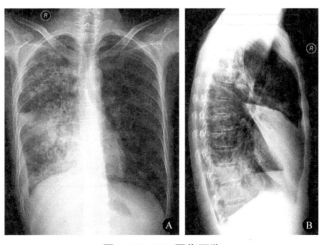

**图 2-9-3　DR 图像预览**

A．胸部正位片　　　　　　　　　　　B．胸部右侧位片

第三步：全面仔细观察图像，初步得出影像诊断结论。如图 2-9-4 所示。

报告范例

（肺结核 DR 报告）

姓名：马××      性别：男      年龄：30 岁      门诊号：1610020363

住院号：      科室：呼吸内科      病区：      床号：

检查号：60233      检查部位：胸部      检查日期：2016-10-02

检查技术：DR，胸部正侧位

影像所见：

胸廓对称，右肺及左肺中下野见多发大小不等斑点状、斑片状及小结节状密度增高影，其中右肺中叶见类三角形密度均匀实变影，邻近叶间裂边缘清晰，右侧下胸壁胸膜局限性增厚，右肺门影增大、增浓，左肺门影结构稍显紊乱，双膈面光整，右侧肋膈角变钝，左侧肋膈角锐利，气管及纵隔居中，心影形态、大小未见异常，所示胸廓诸骨骨质未见异常。

影像诊断：

1. 右肺及左肺中下野影像改变考虑：继发性肺结核（Ⅲ型）伴右肺中叶大叶性肺炎改变。

2. 右侧胸膜增厚，包裹性积液待排，考虑结核性胸膜炎（Ⅳ型）可能。

建议痰检等相关性检查及治疗后定期复查。

书写医师：李××                 复核医师：王××

书写日期：2016-10-02            复核日期：2016-10-02

**图 2-9-4 DR 诊断报告**

2. CT 检查报告书写案例

第一步：仔细阅读申请单。核对申请单、报告单、图像上的患者信息是否一致；了解患者临床病史、体征、相关辅查及此次检查的部位及目的要求。如图 2-9-5 所示。

××医院

医学影像检查申请单

姓名：杨××      性别：女      年龄：48 岁      门诊号：201600609

住院号：      科别：体检中心      病区：      床号：

检查方法      □ DR      ☑ CT      □ MRI

                □ 数字胃肠      □ 数字化钼靶 X 线摄影      □ 口腔全景摄影

临床症状和体征：体检

其他辅助检查：彩超提示肝右叶血管瘤可能。

临床诊断：肝血管瘤？

检查部位和目的：上腹部 CT 平扫＋增强

申请医师：梁××

2016 年 02 月 01 日

**图 2-9-5 CT 检查申请单**

第二步：认真观察图像。下图为肝 CT 平扫＋三期动态增强扫描，要求观察病灶的发病部位、形态、大小、密度、边界情况及增强扫描各期强化特点、程度情况。如图 2-9-6 所示。

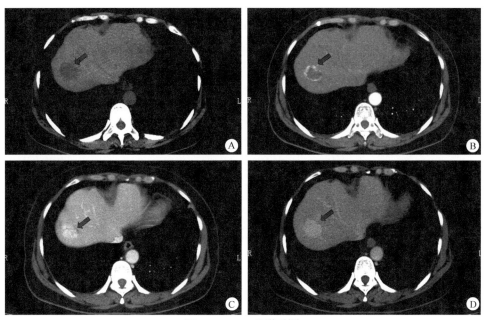

图 2-9-6　CT 图像浏览

A. 平扫；B. 动脉期；C. 门静脉期；D. 平衡期

第三步：全面仔细观察图像。初步得出影像诊断结论。如图 2-9-7 所示。

---

报告范例

（肝血管瘤 CT 报告）

姓名：杨×× 　　性别：女 　　年龄：48 岁 　　门诊号：201600609

住院号： 　　科室：体检中心 　　病区： 　　床号：

检查号：68277 　　检查部位：上腹部 　　检查日期：2016-02-01

检查技术：CT 平扫＋增强（三期），对比剂：非离子型有机碘 100ml，层厚 5mm。

影像所见：

　　肝右后叶上段见一大小约为 2.6cm×2.6cm×2.0cm 边界清晰类圆形低密度影，增强扫描显示肝动脉期该病灶边缘开始结节状强化，门静脉期造影剂逐渐向病灶中心填充，平衡期造影剂将病灶完全填充呈稍高密度影。肝内胆管未见明显扩张，胆囊充盈，其内未见异常密度影，胆囊壁未见增厚；胰腺、脾形态、大小及密度未见异常，增强扫描未见异常强化。

　　影像诊断：肝海绵状血管瘤。

　　建议随访观察。

书写医师：李×× 　　　　　　　　　　　复核医师：王××

书写日期 2016-02-01 　　　　　　　　　复核日期 2016-02-01

---

图 2-9-7　CT 诊断报告

3. MRI 检查报告书写案例

第一步：仔细阅读申请单。核对申请单、报告单、图像上的患者信息是否一致；了解患者临床病史、体征、相关辅查及此次检查的部位及目的要求。如图 2-9-8 所示。

××医院

医学影像检查申请单

姓名：汪××      性别：女      年龄：20 岁      门诊号：1608190450

住院号：      科别：妇产科      病区：      床号：

检查方法    □DR      □CT      ☑ MRI

         □数字胃肠      □数字化钼靶 X 线摄影      □口腔全景摄影

临床症状和体征：病人主诉停经半年

其他辅助检查：实验室检查：PRL 4000 （参考值：3.34～26.72）

              彩超提示：宫内膜增厚（1.2cm）

临床诊断：垂体瘤?

检查部位和目的：垂体 MRI 平扫＋增强

                       申请医师：王××

                       2016 年 8 月 19 日

**图 2-9-8 MRI 检查申请单**

第二步：认真观察图像。下图为垂体 MRI 平扫＋增扫，垂体扫描方位一般为冠状位、矢状位，要求观察垂体的形态、大小、信号及邻近结构情况，垂体柄有无偏斜，增强扫描后病灶有无强化及强化程度情况。如图 2-9-9 所示。

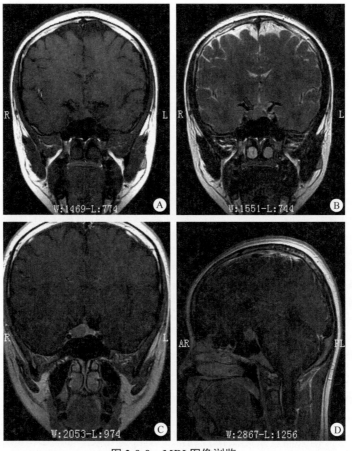

**图 2-9-9 MRI 图像浏览**

A. 冠状面 $T_1WI$；B. 冠状面 $T_2WI$；C. 冠状面 $T_1WI$（C＋）；D. 矢状面 $T_1WI$（C＋）

第三步：全面仔细观察图像，初步得出影像诊断结论。如图 2-9-10 所示。

---

报告范例

（垂体腺瘤 MRI 报告）

姓名：汪××　　性别：女　　年龄：20 岁　　门诊号：1608190450

住院号：　　　　科室：　　　病区：　　　　床号：

检查号：82859　　检查部位：垂体　　　　检查日期：2016-08-19

检查技术：MRI 平扫＋增强，对比剂：Gd-DTPA，层厚 6mm。

影像所见：Cor：$T_1WI$ $T_2WI$ $T_1WI$（C+）　Sag：$T_1WI$ $T_2WI$ $T_1WI$（C+）

垂体体积增大，形态欠规则，垂体中线偏右侧见一卵圆形大小约为 1.2cm×0.8cm×0.9cm$T_1$ 等 $T_2$ 信号结节影，其边缘可见；增强扫描后该结节影像信号低于周边正常垂体，垂体柄稍向左侧偏斜，蝶鞍稍显扩大，视交叉未见受压，双侧海绵窦未见异常。

影像诊断：垂体腺瘤。

建议治疗后随访复查。

书写医师：李××　　　　　　　　　　　复核医师：王××

书写日期 2016-08-19　　　　　　　　　　复核日期 2016-08-19

---

**图 2-9-10　MRI 诊断报告**

## 三、诊断报告书写工作质量标准

医学影像学诊断报告的书写是临床诊疗工作中必不可少的记录和总结，它能为临床医疗、教学和科研提供重要的参考价值。书写报告规范化对提高医疗质量和本专业管理水平，具有促进作用。一张质量较好的 X 线、CT、MRI 片，能客观确切地反映疾病在某一阶段的病理变化，书写报告要求如实地描述照片上的影像学表现，要使用医学专用术语，语句通畅、逻辑性强，并运用综合分析的方法提出比较客观的诊断意见。因此，规范化的影像报告对疾病的诊疗起着十分重要的作用。

### (一) 医学影像诊断报告质量评价标准

1. 良好的影像诊断报告　书写格式符合诊断报告书写规范；要求项目齐全，影像描写如实反映影像学改变，影像描述与诊断意见一致，重点突出，条理清楚，术语准确，字迹清晰等。

2. 不符合影像诊断报告要求　影像描述与诊断意见矛盾；书写过于简单；用语不规范；病灶主要征象未描述或描述错误；字迹不清等。

### (二) 医学影像诊断报告格式与内容标准

医学影像诊断报告能反映医学影像的诊断质量，从一份规范的诊断报告中可以看出使用的什么设备，检查的操作技术或程序是怎样的，诊断者观察是否全面，以及诊断的思路是否正确等等。因此，在逐步完善医学影像学质量保证（QA）或质量控制（QC）的进程中，第一步要走的路就是诊断报告书写的规范化。从质量保证与质量控制角度出发，医学影像学的诊断报告书写格式应包括以下六项内容。

1. 一般资料　要认真填写诊断报告书上的一般资料，其中包括患者的姓名、性别、年龄、门诊号、住院号、科室、病区、床号、检查序号、检查部位、片号、检查日期时间和报告日期时间，并与申请单和图像上相应项目的内容保持一致。患者的姓名、送诊科室、住院号或门诊号是为了识别患者用的，对于同名同姓的患者，可根据住院号或门诊号，以及送诊科室的不同而加以识别。

2. 成像技术和检查方法　要清楚叙述采用的成像技术和检查方法。对图像分析有关的检查步骤（如 CT、MRI 动态增强扫描的时相）、使用材料（CT、MRI 增强扫描时使用的对比剂名称、剂量）及检查时患者的状态（如神志不清）等要予以说明。

3. 医学影像学表现　医学影像学表现是影像诊断报告的核心，是诊断的依据，要如实反映片上影像表现，要求重点突出，条理清楚，术语准确明了。①异常表现应重点叙述，说明病灶发生的部位、数目、大小、形态、边缘、密度或信号强度、增强扫描后的情况、邻近组织改变、动态改变等。在异常表现的描述中不应出现疾病名称的术语。②简单扼要地描述图像上显示的正常组织结构和器官，表明这些部位已经观察，并排除了病变的可能性，从而避免漏诊。③注意描述对疾病诊断和鉴别诊断有价值的阳性和阴性征象。④曾在本院（五年内）或外院做过影像检查的患者，应调取相应的影像检查资料，利于系统复习比较。

4. 结论或印象　对各种疾病的检查，应尽可能做出结论，以利于临床治疗上参考，若有困难时，应对 X 线表现做详细描述。同一张片上可能有两种以上的疾病时，应根据主次写明，不得遗漏。一般结论的语气可按下列方式书写：①X 线、CT、MRI 及临床资料均符合某种疾病时，可以写出诊断意见，如某部位骨折、慢性胃溃疡等。②某些疾病的 X 线、CT、MRI 表现不太典型，但临床资料比较明确，则可写符合某病。③X 线、CT、MRI 表现较典型但临床资料不符合，则可写有某病的影像学表现。④X 线、CT、MRI 表现与临床资料均不太典型时，可写该影像学表现提示某病可能。⑤无病理的影像学表现，不论临床资料典型与否，均写无异常的影像表现。⑥影像学表现不典型，加上临床资料不全，或尚需再做其他检查补充资料，这时可写出两个或三个意见，把认为最可能的列在最前，而以后几个意见待排除。

5. 建议　有两个以上的诊断意见时，说明诊断尚未最后肯定，必须尽可能通过其他检查途径再掌握必要的资料来确诊，如临床症状体征、实验室检查乃至 X 线其他项目的特殊检查，如肺部块状影，性质待定，则可建议进一步做增强扫描、纤维支气管镜检查或肺穿刺活检等。

6. 书写医师和复核医师签名　书写医师和复核医师签名为影像诊断报告书写的最后一项内容，不应计算机打印，而应用笔手签，以表示对报告内容负有责任。书写医师在完成报告书写后，要认真检查各项内容，确认无误后，交给复核医师。复核医师应对各项内容逐一进行复审，严格把关，确认无误后，签字准发报告。

**(三) 医学影像诊断报告书写标准**

1. 普通 X 线检查诊断报告书写标准　普通 X 线检查与诊断是整个放射科影像诊断的基础，对普通 X 线表现要作全面的描述与讨论。以下为普通 X 线对常用系统检查诊断报告书写规范描述，可作参考。

（1）胸部 X 线报告：①胸廓：对称、畸形、骨骼情况；②肺野：肺内血管纹理，肺内有无病灶，如发现病灶要描述其部位、形态、边缘、大小等情况；③肺门：正常、增大，有无肿块等；④纵隔：气管是否正中，纵隔有无增宽及肿块发现等；⑤横膈：位置、形态有无改变，肋膈角与心膈角情况；⑥心脏：外形有无异常变化，心胸比率，各房室缘情况。

（2）骨与关节系统 X 线诊断报告

1）骨与关节外伤 X 线诊断报告：①骨折或关节脱位的部位；②骨折线及骨折断端或脱位关节有无骨质破坏，或其他骨质改变；③骨折断端移位情况，对位对线情况；④软组织有无积气、异物或肿胀情况。

2）关节病变 X 线诊断报告：①关节病变发生部位，干骺端、骨干或关节；②骨与关节骨质结构有无异常，如有病变应按基本病理变化重点描述；③关节间隙与软组织情况。

3）四肢长骨病变 X 线诊断报告：①病变发生部位及累及范围；②四肢长骨病变基本病理改变应重点描述；③如果是肿瘤病变应描述肿瘤生长方式（膨胀性、压迫性或浸润性破坏）与病变及与正常骨组织分界情况；④软组织变化情况。

4）脊柱病变 X 线诊断报告：①脊柱曲度变化情况；②病椎的部位，数目与基本病理变化情况应重点描述；③椎间隙改变情况；④椎旁软组织改变情况。

（3）急腹症平片 X 线诊断报告

1）立位片：膈下有无游离气体；胃肠腔有无扩张、积气、积液或液平面。

2）卧位片：①膈肌位置，肝、脾、肾的轮廓，位置、形态及大小；②腰大肌与腹膜内外脂肪层影；③何段肠道积气扩张、肠壁厚度、肠道分布与位置如何，有无肿块、高密度结石影；④脊柱、盆腔、骨骼有无异常。

（4）泌尿系统 X 线诊断报告

1）平片：①两肾轮廓、位置、形态与大小；②全尿路区域有无钙化或结石样阴影；③腰大肌及腹壁脂肪线影像情况；④脊椎、骨盆区、骨骼有无异常；⑤肠道内容情况及其他腹部异常阴影。

2）排泄性尿路造影（IVP）：①两肾轮廓、位置、形态、大小；②使用对比剂名称、剂量、浓度；③两肾功能显影情况：正常、延迟、不显影。对肾功能差者，造影需延时 45～60s 或更长时间摄片观察；④两侧肾盏、肾盂轮廓显示情况；⑤两侧输尿管显示及膀胱充盈情况；⑥腰椎与骨盆区骨质情况。

3）逆行肾盂造影（RCP）：①两肾轮廓、位置、形态、大小，注明导管位置；②使用造影剂的名称、浓度、剂量；③两侧肾盏、肾盂、输尿管充盈显示情况；④腰骶椎与骨盆区骨质情况。

（5）消化道造影 X 线诊断报告

1）食管造影诊断报告：①胸腹部常规透视情况、胃泡大小、食管内有无食物滞留；②食管钡剂通过各段充盈情况，有无受阻缺损或狭窄；③食管壁柔软度、扩张度、黏膜情况；④经过贲门钡流情况，有无受阻，局部有无肿块，有无受压、移位情况；⑤胃底部钡剂充盈情况，膈胃间距离如何。

2）上消化道造影诊断报告：①胸腹部常规透视情况；②食管有无异常；③胃部：类型、位置、张力、蠕动、黏膜等情况；④胃壁柔软度、移动度、排空程度；⑤胃双重对比相，胃小区显示情况有无异常；⑥十二指肠各部形态，功能变化；⑦如为全胃肠道造影应观察各组小肠黏膜位置，走行方向有无异常，并要连续观察直达回盲部显示为止。

3）结肠造影诊断报告：①腹部常规透视情况，导管插入顺利与否；②结肠各段充盈显示情况，有无受阻，位置，结肠袋形，外形，移动度，肠壁柔软性，排钡后结肠收缩功能，黏膜皱壁情况；③气钡双重相：黏膜情况，有无充盈缺损或息肉样改变等情况。

（6）头颅、五官 X 线诊断报告

1）头颅平片 X 线诊断报告：①头颅大小与形态；②颅骨内外板与板障厚度与密度情况；③颅缝与囟门有无异常；④脑回、颅板血管压迹有无异常；⑤颅内有无生理或病理性钙化，其位置、形态、大小、数目如何；⑥头颅软组织情况。

2）副鼻窦 X 线诊断报告：①各窦腔大小、形态、密度有无异常，黏膜有无增厚，有无液平；②鼻腔与眼眶情况；③如窦腔出现占位性病变应重点描述病理变化情况。

2. CT 与 MRI 诊断报告书写标准　CT 与 MRI 各项检查所要观察的内容比常规 X 线观察的内容更丰富更全面，以下就工作中常用全身主要系统部位 CT 或 MRI 诊断报告书写规范做出描述，可供工作中参考。

（1）颅脑与五官 CT 或 MRI 诊断报告

1）颅脑：①脑回、脑灰白质情况；②脑室大小、形态，位置与移位情况；③脑沟、脑池情况；④中线结构是否移位情况；⑤颅骨骨质及头皮软组织情况。

2）脑血管 CTA：双侧颈内动脉颅内段、大脑前、中、后动脉、基底动脉主干及分支显示情况；管腔有无局限性膨隆及狭窄，有无异常血管团影。

3）脑血管 MRA：脑基底动脉环是否完整，双侧大脑前、中、后动脉、颈内动脉及其分支走行情况，有无明显增粗或变细，有无异常血管团影。

4）眼眶：①眶壁骨质结构：眶顶、眶底、眶内外骨壁；②眶裂与视神经管；③眼球：大小、形态与内部结构情况；④视神经情况；⑤眼外肌与眶内脂肪间隙情况；⑥如有增强片应注意眼上部静脉与眼动脉情况；⑦眶周围鼻窦与颅内情况。

5）耳：①外耳道情况；②中耳：包括上鼓室、中鼓室、下鼓室、鼓上隐窝、耳咽管、听骨链等情况；③内耳：包括耳蜗、半规管、面神经管等结构情况；④鼓窦入口、鼓窦区、天盖与乳突气房情况；⑤颈静脉窝、颈动脉管、内耳道、乙状窦及周围区域骨质情况。

6）鼻与副鼻窦：①鼻腔骨质结构，鼻中隔、鼻甲情况；②各组副鼻窦大小、形态及骨壁等情况；③鼻腔内与各组副鼻窦内密度或信号有无异常；④鼻后孔及周围结构如眼眶，上颌齿槽骨、颞下窝、鼻隐窝部等情况。

（2）颈部 CT 或 MRI 诊断报告

1）鼻咽部：①鼻咽腔：腭帆、鼻咽腔侧壁与顶壁、咽隐窝等情况；②咽旁间隙情况，咽鼓管隆突情况；③咽后间隙情况；④咀嚼肌间隙、茎突前咽旁间隙与茎突后咽旁间隙情况；⑤鼻咽部周围骨质结构情况。

2）喉部：①声门上区：会厌、杓会厌皱襞，假声带等情况；②声门区：真声带，喉室腔等结构情况；③声门下区情况；④甲状腺与甲状旁腺情况；⑤舌骨、会厌软骨、甲状软骨、环状软骨、杓状软骨等情况；⑥喉旁间隙与喉周结构及颈部其他结构有无异常情况。

3）颈部：①脏器区情况：甲状腺、甲状旁腺、食管、喉部与气管及下咽部结构有无异常；②两侧外侧区情况：有无占位灶；③颈后区情况：有无占位肿块情况。

4）颈部血管 CTA/MRA：双侧颈总动脉、颈内动脉颈段、颈外动脉、椎动脉主干及其分支显示情况，有无局部膨隆及狭窄，有无异常血管团影。

5）涎腺：①腮腺大小、形态、位置、密度或信号有无异常情况，有无占位情况；②颌下腺大小、形态、位置、深度或信号有无异常，增强后情况。有无占位灶。

（3）胸部 CT 或 MRI 诊断报告

1）胸部 CT 或 MRI 平扫：①双肺：各肺叶、肺段、肺小叶情况，发现病灶应重点描述；②气管：主气管及其各分支情况；③肺门：肺门结构，血管与淋巴管情况；④胸膜：壁侧与纵隔胸膜及叶间胸膜情况；⑤纵隔：大血管、心脏各房室及纵隔各组淋巴结情况；⑥胸壁：骨骼骨质结构与软组织情况。

2）胸部 CT 血管造影（CTA）：肺动脉主干及其分支显示情况，有无血管变异，管腔有无局部狭窄及膨隆，有无充盈缺损征象。

（4）心脏 CT 或 MRI 诊断报告

1）心脏 CT 或 MRI 平扫：①心肌。厚度、密度或信号有无异常情况。②心内膜情况。③心房。大小、形态有无异常情况。④心室。大小、形态、肌小梁等情况。⑤心瓣膜情况。⑥心包情况。⑦肺动脉主干与肺静脉主干情况。⑧冠状动脉情况。⑨心脏内血流情况。

2）心脏与冠状动脉 CTA：①冠脉左/右/中间优势型。②左冠脉。左主干、前降支（近、中、远段）、回旋支（近、远段）结构情况。③右冠脉。近、中、远段结构情况；邻近左室后支、后降支情况。

（5）腹部 CT 或 MRI 诊断报告

1）肝、胆囊：①肝外形与各叶比例有无失调；②肝门结构、肝内胆管与胆总管情况；③肝内动静脉（包括门脉）主干与分支情况；④肝增强前后密度或信号变化情况，特别注意增强后各期扫描包括延时扫描其密度或信号变化情况；⑤胆囊大小、形态、胆囊壁、囊内有无占位情况；⑥腹腔内及周围脏器情况。

2）胰腺：①胰腺包括钩突、头、体、尾部大小、形态情况；②胆总管下端与胰管情况；③胰腺增强前、后密度或信号变化情况；④胰周有无异常情况；⑤扫描区域内动、静脉，淋巴结情况；⑥周围脏器情况。

3）脾：①脾大小、形态、密度或信号均匀度等；②增强前、后密度或信号变化情况；③脾门与脾周围结构情况。

4）MR 胆胰管成像（MRCP）：肝内胆管、胆总管、左右肝管、胰管显影情况，管径有无扩张增粗；胆囊形态、大小及信号情况。

5）肾与肾上腺：①肾上腺大小、形态、密度或信号有无异常改变情况；②肾外形、大小、肾皮质与髓质结构情况；③增强前后肾上腺与肾密度或信号变化情况；④肾盂、肾盏与输尿管上段情况；⑤肾周间隙、肾筋膜、肾周血管与淋巴组织及肾周各脏器。

6）肾动脉 CTA：①双肾形态、大小、位置情况，肾盂、肾盏情况，肾实质强化情况；②双肾动脉、主动脉及主要分支是否显示清楚，双肾动脉是否发自腹主动脉，有无血管变异及局部狭窄、膨隆改变，管壁有无钙化；③双肾静脉主干及大分支显示是否清晰，是否汇入下腔静脉，有无血管变异及局部狭窄、膨隆改变。

（6）盆腔 CT 或 MRI 诊断报告

1）男性盆腔：①膀胱，包括大小、形态、位置、膀胱壁厚度等情况；②精囊情况；③前列腺情况；④直肠情况；⑤盆腔各脏器间脂肪间隙情况；⑥盆腔内其他组织情况；⑦盆腔骨质结构情况。

2）女性盆腔：①膀胱情况；②子宫、阔韧带、附件等脏器情况；③宫颈、阴道情况；④直肠情况；⑤盆腔各脏器间脂肪间隙情况；⑥盆腔内其他组织情况；⑦盆腔骨质结构情况。

3）MR 尿路成像（MRU）：双侧肾显影情况，双输尿管显示，双侧肾盂、肾盏有无明显扩张及狭窄，膀胱充盈情况，有无充盈缺损。

（7）脊柱、脊椎 CT 或 MRI 诊断报告：①各椎体包括椎体、椎弓根、椎板、关节突、横突、棘突各部骨质结构，密度或信号有无异常情况；②各椎间盘结构、形态、密度或信号有无异常情况；③椎管形态、结构情况：有无占位灶；④脊膜情况；⑤脊髓外形、位置、密度或信号有无异常改变情况；⑥椎管内如有占位灶，增强前后密度或信号变化情况。

（8）四肢关节、骨骼 CT 或 MRI 诊断报告

1）四肢关节、骨骼 CT 或 MRI 平扫：①骨皮质、骨膜、骨髓腔、骨质结构情况；②关节面、关节软骨、半月板、韧带等结构情况；③关节腔情况；④关节滑膜、滑膜囊情况；⑤软组织情况。

2）下肢动脉 CTA：双髂内外动脉，股动脉，腘动脉，胫前、胫后动脉主干及分支显示情况，管腔有无狭窄、膨隆改变，有无异常血管团影。

上述 CT 与 MRI 各系统器官检查诊断报告书写如发现病灶，则要求重点描述该病灶发生部位、大小、形态、边缘、累及或浸润周围结构情况，增强前后密度或信号变化情况。

# 项目十　医学图像打印

## 一、医学图像打印岗位规范

在 PACS 系统中医学影像图像打印工作岗位主要是负责 DR、CT、MRI 等数字化检查技术的图像打印任务。

### (一) 医学图像打印岗位职责

医学图像打印技术人员应熟练掌握 PACS 系统的打印技术及相机操作技术，根据临床申请单及 PACS 系统录入信息，对患者的基本信息、检查部位进行核实，特别是申请单需检查部位与患者数据库图像数量、图像信息是否相符；根据患者实际情况进行图像后处理、图像排版等，所打印的图片能清晰显示被检组织的正常影像解剖及病变组织，在满足诊断前提下，尽量避免不必要的浪费，体现节约环保意识；遵守各种医学影像检查技术操作规程，正确操作医学影像设备，并负有对设备的维护保养责任，接受专机负责人员对使用操作上的指导和监督。

### (二) 胶片打印机操作与维护规范

目前临床普遍应用的都是干式热成像打印机，要注意环境温度，保持通风，避免室温过高；每日开机前要用海绵或纱布蘸无水酒精擦拭外表面，保持清洁，注意清洁排热口灰尘以防堵塞；开机后待机器自检完毕，应观察打印机内部各部分是否运转正常；在操作上减少失误，避免出现人为因素造成故障：如胶片安装反了、键盘错误动作、对比度及密度进行修改造成影像质量下降等；建立打印机日志档案、设备使用记录，详细记录每次机器使用情况、出现的故障现象、原因处理及结果等；定期对图像胶片做质量控制。

## 二、医学图像打印典型工作任务

医学图像打印应根据患者所检查部位、图像数量、平扫、增强扫描、是否有图像重组等选择打印图像的胶片尺寸（CT/MRI 片默认 14×17 IN）、打印方向（DR 片要求）、打印格式及张数。现从 DR 片、CT 片、MRI 片打印流程及图像打印举例如下。

### (一) 常规 DR 片打印工作流程

1. 核对需要打印患者的基本信息　如姓名、性别、部位、检查号。

2. 核对申请单信息　患者申请单信息与录入信息是否相符（姓名、性别、年龄、检查部位等）；申请单上需检查部位与患者数据库图像数量、图像信息是否相符。

3. 选择图像数据 点击胶片打印。根据实际需要选择适当胶片进行打印，选择与打印图像数量相符的胶片布局。如：胸部正侧位片打印，选择胶片大小：14×17IN；方向：横向；图像分格：2，1。

4. 将图像数据调入胶片打印页面 调整图像大小，以最大程度显示病变部位（或临床医师要求显示的部位）；调整图像的对比度，以最清晰的显示病变及正常解剖结构；调整图像的方位，以正常解剖体位显示。

5. 检查左右标识 如标识不在图像显示范围或标识缺如，需手动加注标识。

6. 预览图像 正确无误后，选择相机打印胶片，查看打印任务和网络状态。

图像打印界面如图 2-10-1 所示。

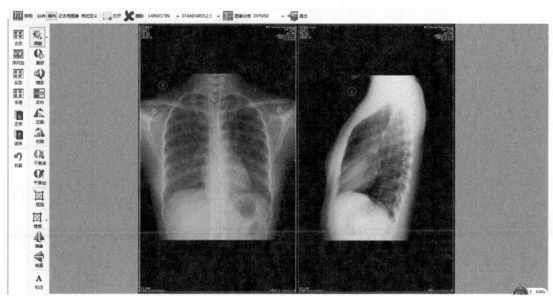

图 2-10-1 图像打印界面

常规 DR 图像打印举例：见图 2-10-2～图 2-10-9。

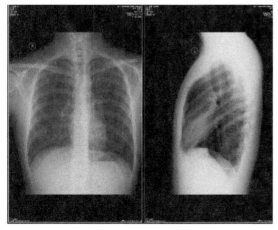

横向，尺寸 14×17 IN，格式 2，1，1 张

图 2-10-2 胸部正、侧位片打印

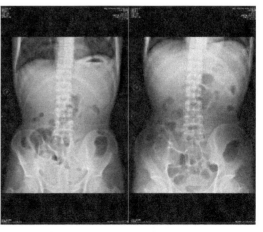

横向，尺寸 14×17 IN，格式 2，1，1 张

图 2-10-3 腹部立、卧位片打印

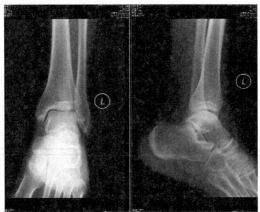

横向，尺寸 8×10 IN，格式 2，1，1 张

**图 2-10-4　踝关节正、侧位片打印**

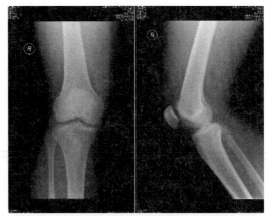

横向，尺寸 8×10 IN，格式 2，1，1 张

**图 2-10-5　膝关节正、侧位片打印**

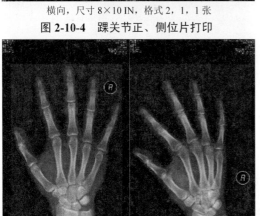

横向，尺寸 8×10 IN，格式 2，1，1 张

**图 2-10-6　手正斜位片打印**

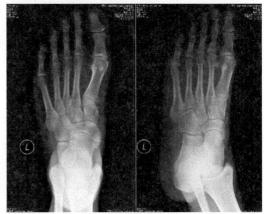

横向，尺寸 8×10 IN，格式 2，1，1 张

**图 2-10-7　足正斜位片打印**

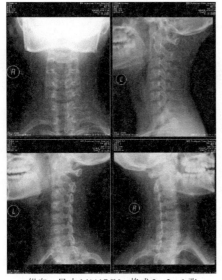

纵向，尺寸 14×17 IN，格式 2，2，1 张

**图 2-10-8　颈椎四位片打印**

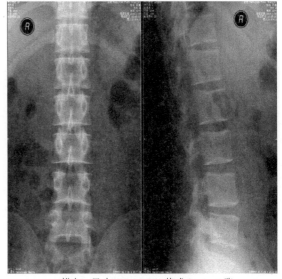

横向，尺寸 14×17 IN，格式 2，1，1 张

**图 2-10-9　腰椎正、侧位片打印**

### (二) 常规 CT 片打印工作流程

1. 核对需要打印患者的基本信息　如姓名、性别、部位、检查号。

2. 核对申请单信息　患者申请单信息与录入信息是否相符（姓名、性别、年龄、检查部位等）；检查部位与打印图像是否相符。

3. 选择装载图像数据　如点击拍片卡选卡，打开患者浏览器，选择所需要图像序列，发送至打印窗口。

4. 整体布局和分格格式　根据图像的数量和类型选择格式和布局；常规第一格显示定位像；多期、多方位图像按照序列排列，体现图片的整体性与美观性。

5. 图像调整和文本信息　调整图像的位置和大小；筛选文本信息；显示或隐藏测量数据；根据病情（或临床医师要求显示的部位）需要做适当窗宽、窗位调整，使之能清晰显示被检组织的细微结构和病变。还可根据临床诊断需求对图像进行放大、测量，以及二维、三维图像重组等。

6. 相机选择及胶片规格　选择黑白或者彩色相机；常规的 CT 胶片是 14×17 规格；检查图像是否按照解剖顺序排列，图像前后左右应符合普通观片要求；图像辐式大小是否恰当，过小影响诊断观察，过大造成不必要的浪费。

7. 胶片打印和状态显示　胶片"打印"和"自动打印"；查看打印任务和网络状态。

CT 图像打印界面如图 2-10-10 所示。

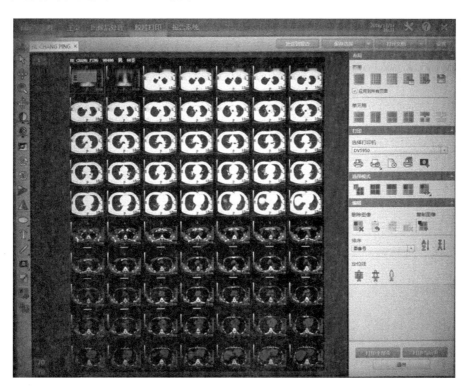

图 2-10-10　CT 图像打印界面

常规 CT 图像打印举例：见图 2-10-11～图 2-10-22。

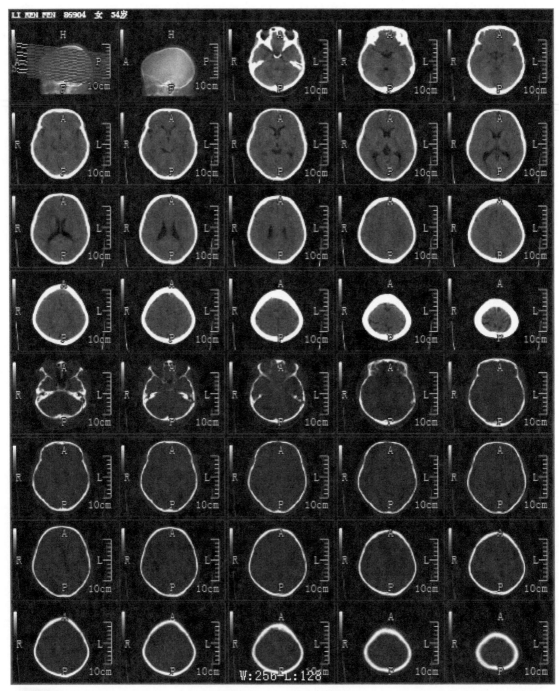

格式 8×5，1 张；脑窗、骨窗

**图 2-10-11　头颅平扫 CT 片**

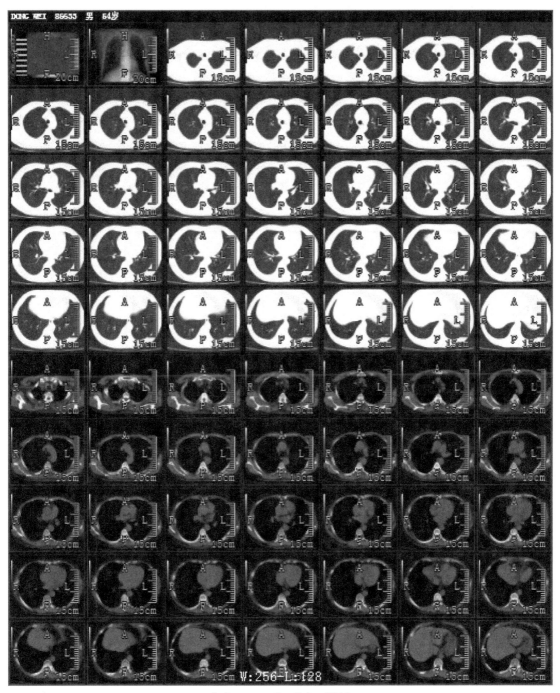

格式 10×7，1 张；肺窗、纵隔窗

**图 2-10-12　胸部平扫 CT 片**

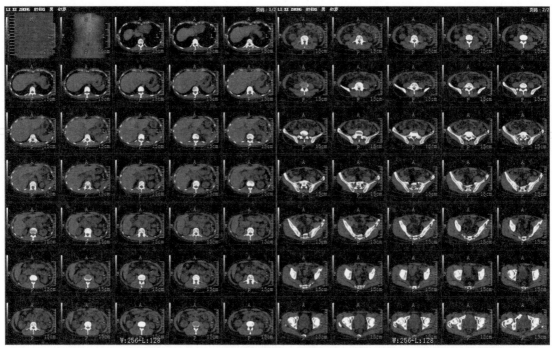

上、中、下腹部平扫（一）格式 7×5，2 张

**图 2-10-13　腹部 CT 片（1）**

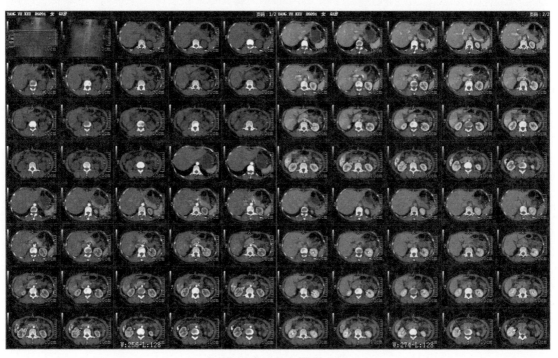

增强（＋），肝脏三期（肝动脉期、门静脉期、平衡期），格式 8×5，2 张

**图 2-10-14　腹部 CT 片（2）**

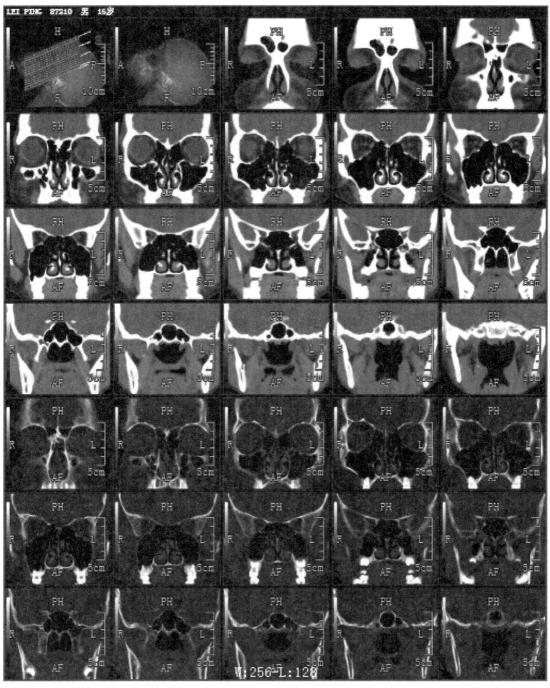

平扫，格式 7×5，1 张；软组织窗、骨窗

**图 2-10-15　副鼻窦冠状位 CT 片**

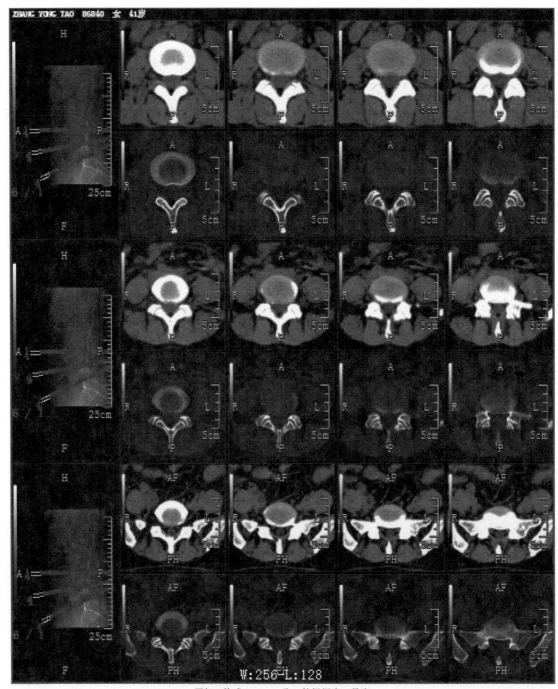

平扫，格式7×5，1张；软组织窗、骨窗

图 2-10-16   $L_3 \sim S_1$ 椎间盘 CT 片

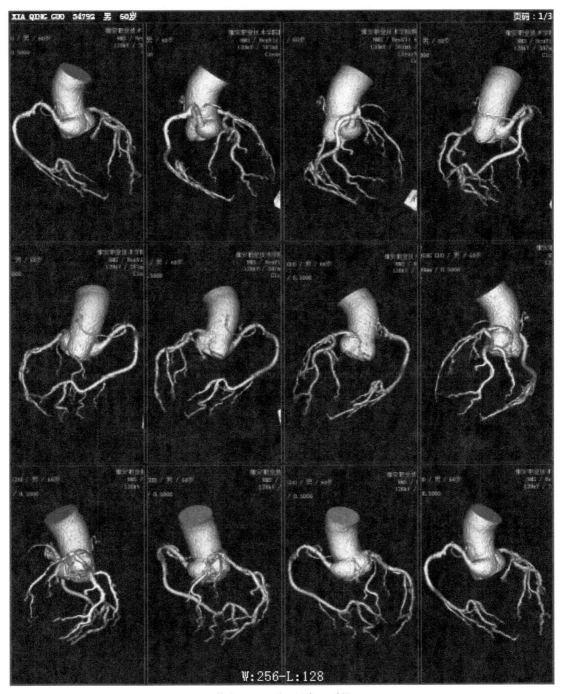

格式 3×4，1 张；冠脉 3D 重组

图 2-10-17　冠状动脉成像重组 CT 片（1）

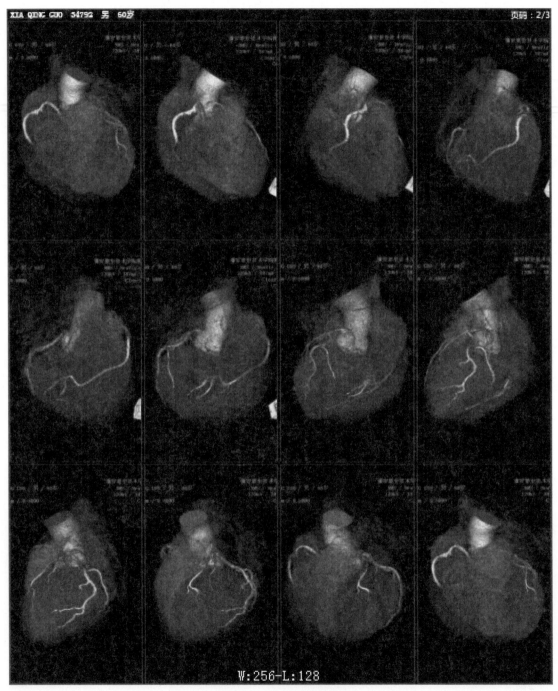

格式 3×4, 1 张: 去血池像

图 2-10-18 冠状动脉成像重组 CT 片 (2)

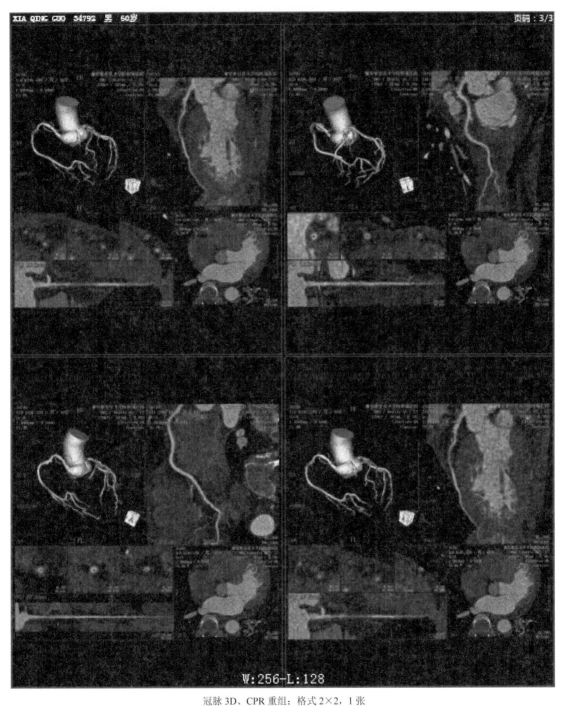

冠脉 3D、CPR 重组；格式 2×2，1 张

**图 2-10-19 冠状动脉成像重组 CT 片（3）**

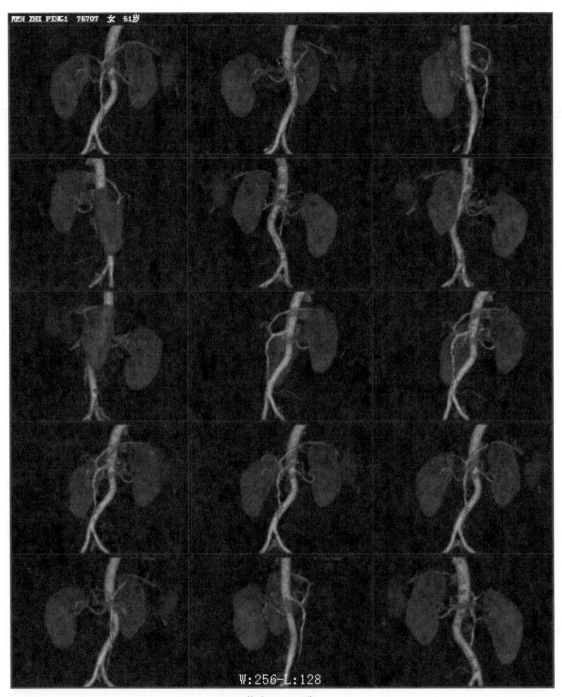

格式 5×3，1 张

**图 2-10-20　肾动脉 CTA**

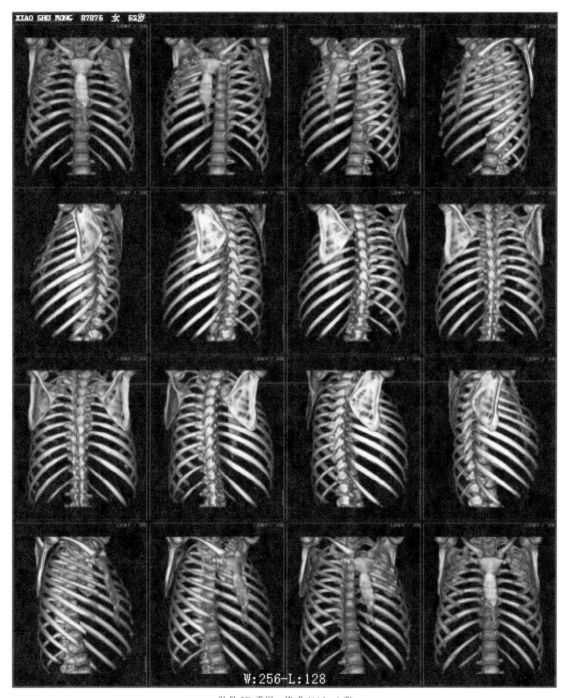

肋骨 3D 重组，格式 4×4，1 张

图 2-10-21　骨与关节重组（1）

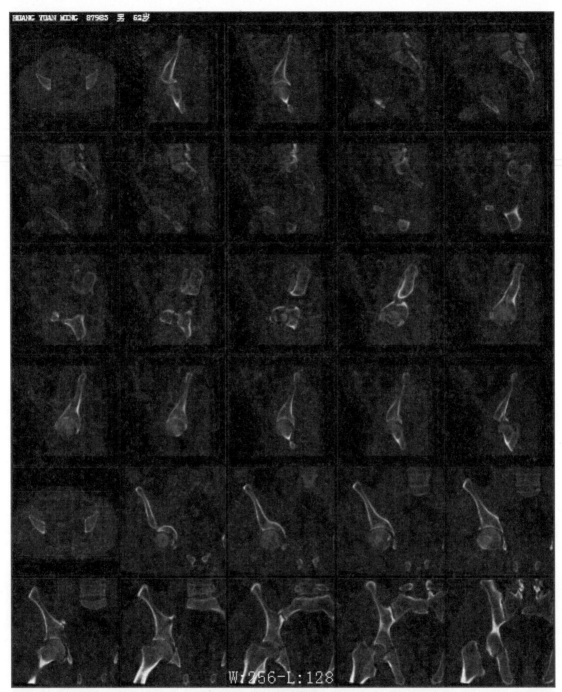

髋关节 MPR 重组，打印格式 6×5，1 张

**图 2-10-22　骨与关节重组（2）**

## （三）常规 MRI 图像打印工作流程

1. 核对需要打印患者的基本信息　姓名、性别、部位、检查号。

2. 核对申请单信息　患者申请单信息与录入信息是否相符（姓名、性别、年龄、检查部位等），检查部位与打印图像是否相符。

3. 图像后处理 在图像浏览工作站进行图像后处理，单击原始图像（orig）选择所有扫描序列，进行图像过滤（enh），双击过滤后图像，选择中间层面，将所有图像进行适当放大、移动，使各个序列比例等同；再调节图像对比度、清晰度，符合诊断要求。

4. 定位像选择 打印横断位图像，选择一张矢状面或冠状面像作定位像；打印矢状位图像，选择一张横断面或冠状面像作定位像；打印冠状位图像，选择一张横断面或矢状面像作定位像。

5. 图像排版 根据所扫描序列图像数量进行排版，可选择 4×4、4×5、4×6、5×6、5×7 等格式，满足诊断需求时，图像过多可适当删减。

6. 排版完毕 点击 Preview 浏览整幅图像，正确无误后，选择打印相机，常规的 MR 胶片是 14×17 规格，再点击 Print 打印图像，查看打印任务和网络状态。

图像打印界面如图 2-10-23 所示。

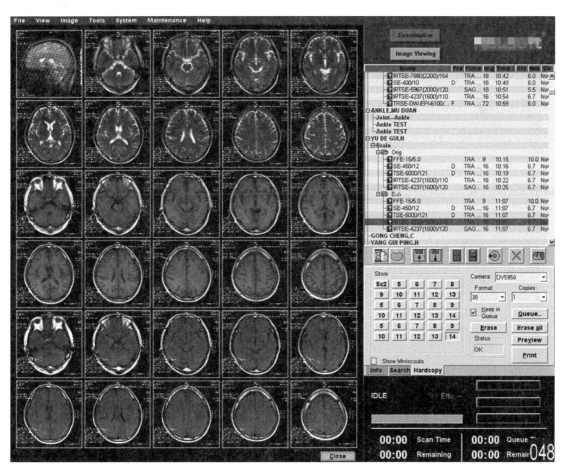

图 2-10-23　图像打印界面

常规 MRI 图像打印举例：见图 2-10-24～图 2-10-29。

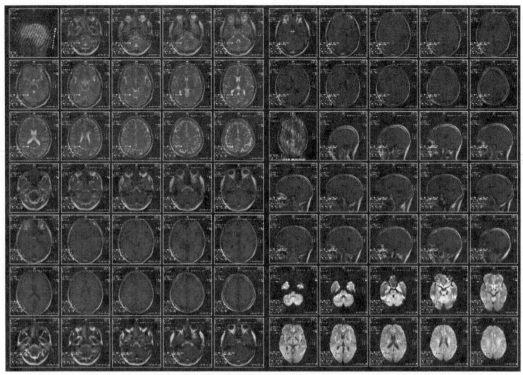

格式 7×5，2 张；序列：$T_1WI$、$T_2WI$、FLAIR、DWI

**图 2-10-24　头颅平扫**

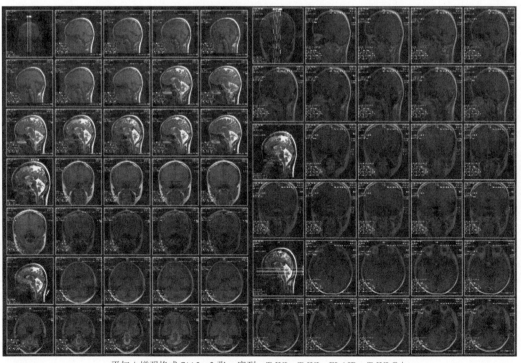

平扫＋增强格式 7×5，2 张；序列：$T_1WI$、$T_2WI$、FLAIR、$T_1WI C+$

**图 2-10-25　垂体扫描**

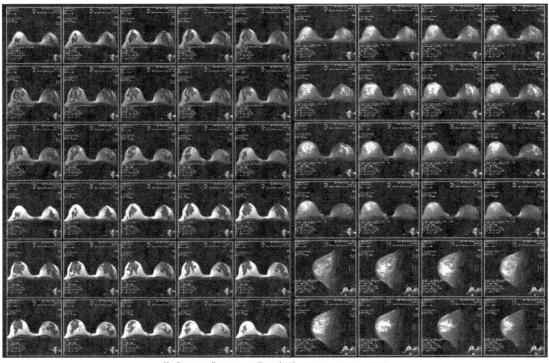

格式 6×5 或 6×4，2 张；序列：$T_1WI$、$T_2WI$、STIR

**图 2-10-26　乳腺平扫**

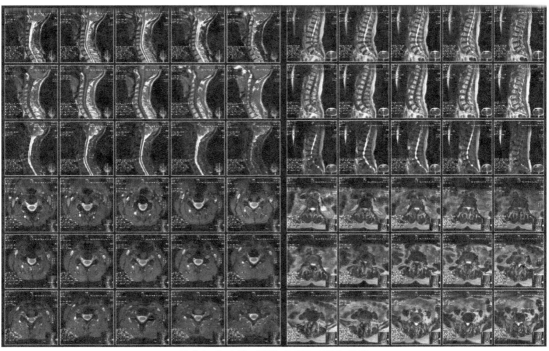

格式 6×5，2 张；序列：$T_1WI$、$T_2WI$、STIR

**图 2-10-27　颈/腰椎间盘平扫**

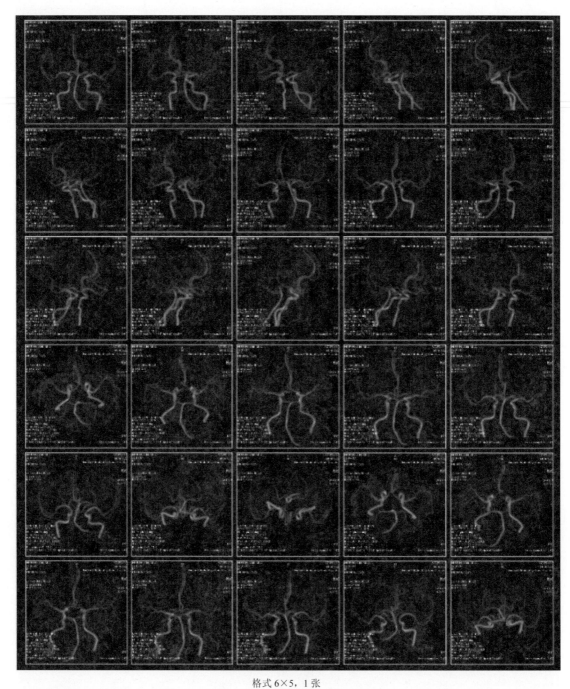

格式 6×5，1 张

图 2-10-28　脑血管 MRA

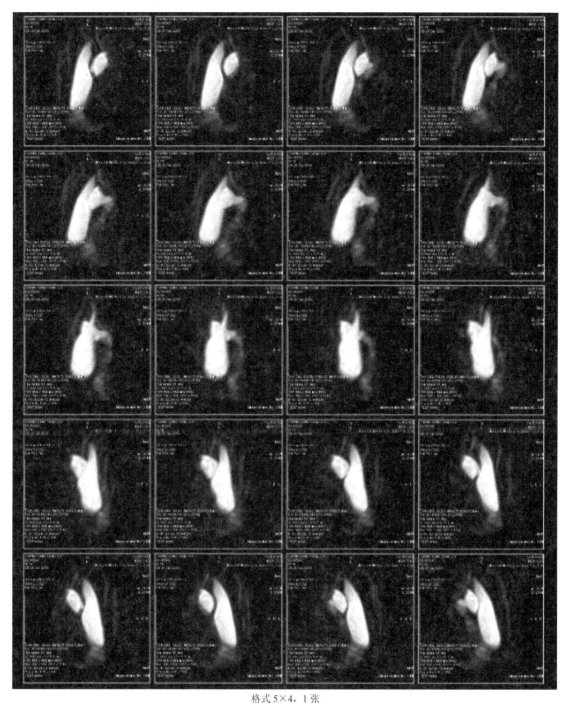

格式 5×4，1 张

**图 2-10-29　MRCP**

## 三、医学图像打印工作质量标准

由于各医院放射/影像科所配备的医学影像仪器品牌、型号各异，目前医学影像图像打印没有统一的规范，都是根据患者实际情况进行分配打印，但一张质量较高的影像图片应能清晰显示被检组织的正常影像解剖及病变组织，这是被业界所共识的。现将 DR、CT、MR 图像打印工作标准归纳如下，供临床工作参考。

### (一) DR 图像打印工作标准

1. DR 图像打印要点

（1）认真阅读申请单，核对 DR 图像上患者资料、检查部位等与 DR 申请的检查项目是否一致。

（2）依据检查部位及病变调节图像对比度，根据诊断需要与临床要求处理图像。

（3）每幅 DR 图像应同比例放大，检查"左""右"或"L""R"标记是否正确无误，有无遮挡解剖结构显示，对不要求的解剖结构可适当裁剪。

（4）依据检查部位及投照体位数量选择胶片尺寸、图像打印格式、方向排列及打印张数。

2. 临床 DR 常用检查部位胶片打印选择　见表 2-10-1（供参考）。

表 2-10-1　DR 常用检查部位胶片打印常规选择

| 检查部位及体位 | 胶片尺寸（IN） | 图像打印格式 | 打印方向 | 张数（张） |
|---|---|---|---|---|
| 胸部正、侧位 | 14×17 | 2，1 | 横向 | 1 |
| 小儿胸部正位 | 8×10 | 1，1 | 横向/纵向 | 1 |
| 胸部正、侧、双斜位 | 14×17 | 2，2 | 纵向 | 1 |
| 腹部立、卧位 | 14×17 | 2，1 | 横向 | 1 |
| 颈椎四位 | 14×17 | 2，2 | 纵向 | 1 |
| 腰椎正、侧位 | 14×17 | 2，1 | 横向 | 1 |
| 单侧四肢小关节正、侧位 | 8×10 | 2，1 | 横向 | 1 |
| 双侧四肢小关节正、侧位 | 14×17 | 2，2 | 纵向 | 1 |
| 单侧四肢长骨正、侧位 | 14×17 | 2，1 | 纵向 | 1 |
| 双侧四肢长骨正、侧位 | 14×17 | 2，1/2，2 | 纵向 | 2/1 |
| 骨盆正位 | 8×10 | 1，1 | 横向 | 1 |
| 单侧手或足正、斜（侧）位 | 8×10 | 2，1 | 横向 | 1 |
| 双侧手或足正、斜（侧）位 | 14×17 | 2，2 | 横向/纵向 | 1 |

注：上述为 DR 胶片打印常规选择，实际工作中可根据患者实际情况及临床医师要求进行选择

### (二) CT 图像打印工作标准

1. CT 图像打印要点

（1）认真阅读申请单，核对 CT 图像上患者资料、检查部位等与 CT 申请的检查项目是否一致。

（2）依据检查部位与病变调节窗宽、窗位；根据诊断需要与临床要求处理图像。

（3）每幅 CT 图像都应同比例放大，特别是同一序列的图像放大倍数要一致。

（4）增强检查中的平扫图像可尽量少选；非被检部位，且无病变的图像可不选择。

（5）有病灶的 CT 图像至少要有一幅是病灶局部放大，并标注有病灶的 CT 值、大小或直径的测量；CTA 图像中，被检血管和（或）血管的病变部位，用箭头标注。

（6）按照图像的多少与常规要求设置胶片的分隔与打印张数，如三维重组图像用 4×5 或 5×6 单独打印一张。

2. 使用合理的窗口技术是 CT 图像打印的基本要求 表 2-10-2 为临床 CT 常用检查部位窗宽、窗位值调整范围,供实际工作参考。

表 2-10-2　CT 扫描常用部位窗宽、窗位值调节参考

| 名称 | 窗宽(WW) | 窗位(WL) |
|---|---|---|
| 脑窗 | 80 | 35~40 |
| 骨窗 | 1200~1300 | 300~400 |
| 软组织窗 | 350~400 | 35~40 |
| 肺窗 | 1200~1300 | -600~-700 |
| 肺窗(HRCT) | 1600~1800 | -400 |
| 纵隔窗 | 400~450 | 40~50 |
| 眼、鼻窦 | 300 | 35 |
| 耳 HRCT | 3500~4000 | 400~700 |
| 颈部 | 300 | 40 |
| 颈椎间盘 | 250 | 30 |
| 腰椎间盘 | 350 | 60 |
| 肝脏平扫 | 160~200 | 35~70 |
| 肝脏增扫 | 180~350 | 45~85 |

### (三) MR 图像打印工作标准

1. MR 图像打印要点

(1)认真阅读申请单,核对 MR 图像上患者资料、检查部位等与 MR 申请的检查项目是否一致。

(2)依据检查部位与病灶调节窗宽、窗位;根据诊断需要与临床要求作图像处理。

(3)每幅 MR 图像都应同比例放大,选择中间层面放大,同一个方位(解剖面)的各个序列放大系数应保持一致。

(4)增强检查中的平扫图像可尽量少选;非被检部位,且无病变的图像可不选择。

(5)同一扫描方位(解剖面)的不同序列只需选择一幅定位像,比如:打印横轴面图像时,T1WI、T2WI、FLAIR 等序列只选择一幅矢状面或冠状面作为定位像即可,再进行排版。

(6)按照图像的数量与常规要求设置胶片的分隔与打印张数;注意不能进行自定义排版,要根据图像数量选择格式,图像过多可适当删减。

2. 多序列成像是 MRI 其中一大特点,打印 MR 片时应包含受检部位的所有扫描脉冲序列 以下针对临床常见检查部位 MR 扫描序列做了总结,可供工作中参考(表 2-10-3)。

表 2-10-3　MR 常规检查部位图像打印序列

| 部位 | 方位 | 序列 |
|---|---|---|
| 头颅 | 横轴位(Tra) | $T_1$WI-SE、$T_2$WI-TSE、$T_1$WI-FLAIR、DWI-EPI |
| | 矢状位(Sag) | FLAIR |
| | 横轴位(Tra) | 3D-TOF-MRA |

续表

| 部位 | 方位 | 序列 |
|------|------|------|
| 垂体 | 冠状位（Cor） | $T_1$WI-TSE、$T_2$WI-TSE |
| | 矢状位（Sag） | $T_1$WI-TSE |
| | 横轴位（Tra） | 动态增强 |
| 内听道 | 横轴位（Tra） | $T_2$WI-TSE、$T_1$WI-FLAIR |
| | 冠状位（Cor） | $T_2$WI-TSE |
| | 横轴位（Tra） | 内耳水成像 |
| 眼眶 | 横轴位（Tra） | $T_2$WI-TSE、$T_1$WI-FLAIR |
| | 冠状位（Cor） | $T_2$WI-TSE |
| | 斜矢状位 | $T_2$WI-FLAIR |
| 心脏 | 两腔心、四腔心 | FIESTA |
| | 短轴位 | FIESTA、双反转、灌注成像、2D MDE 延迟 |
| 肝、胆、胰、脾 | 横轴位（Tra） | FSE-$T_2$、SS-FSE-$T_2$、FSPGR-$T_1$、DWI、LAVA 动态 |
| | 冠状位（Cor） | FSE-$T_2$、MRCP、LAVA |
| 肾 | 横轴位（Tra） | FSE-$T_2$、SS-FSE-$T_2$、LAVA 动态 |
| | 冠状位（Cor） | FSE-$T_2$、LAVA、FRFSE-$T_2$（MRU） |
| 前列腺、子宫 | 横轴位（Tra） | FSE-$T_2$、FRFSE-$T_1$、FSPGR-$T_1$ |
| | 冠状位（Cor） | FRFSE-$T_1$、FSPGR-$T_1$ |
| | 矢状位（Sag） | FRFSE-$T_1$、FSPGR-$T_1$ |
| 乳腺 | 横轴位（Tra） | $T_1$WI、$T_2$WI-FS、ADW、3D SPGR |
| | 矢状位（Sag） | $T_2$WI-FS、3D SPGR |
| 颈、胸、腰椎 | 矢状位（Sag） | $T_2$WI-TSE、$T_1$WI-FLAIR、$T_1$WI-SE |
| | 横轴位（Tra） | $T_2$WI-TSE |
| 四肢关节 | 横轴位（Tra） | $T_2$WI-FSE、$T_1$WI-SE、$T_2$WI-STIR、$T_1$WI-FLAIR |
| | 矢状/斜矢状位 | $T_2$WI-FSE、FSE-PD、$T_2$WI-STIR |
| | 冠状/斜冠状位 | $T_2$WI-FSE、$T_1$WI-SE、$T_2$WI-STIR |

注：不同生产厂家 MR 脉冲序列命名有所差异，以上脉冲序列可供参考

### (四) 医学影像图像打印的原则

1. 所打印的图像（DR/CT/MR 片）可显示被检部位的全部信息。

2. 所打印的图像（DR/CT/MR 片）具有整体性和美观性。

3. 所打印的图像（DR/CT/MR 片）在不影响对受检部位阅片的前提下体现节约、环保意识。

# 项目十一 PACS 系统设置

## 一、PACS 系统设置岗位规范

PACS 网络中，包括基本功能性工作站和业务流程性工作站。基本功能性工作站是 PACS 系统中必须存在的，实现 PACS 系统整个数据流转的关键性工作站；业务流程性工作站是根据医院的业务流程，将主流程进行细化，增加出来的一些完成部分功能的工作站。

### (一) DICOM 影像存储管理服务器

DICOM 影像存储管理服务器是诊断、临床工作站和影像之间的桥梁，是存储（归档）和管理图像的工具。

1. 完全符合 DICOM3.0 标准。

2. 归档快速、安全。

3. 加入容错设计，提供采集时错误检测和错误报告。

4. 操作简便、输出信息清晰。

5. 支持管理日志。

6. 支持磁盘，光盘、磁带等各种存储介质。

7. 支持 CLUSTER，双机热备份。

8. 离线自动 DVD 备份（双机、双备份）。

### (二) DICOM 采集服务器

DICOM 采集服务器是专为影像采集设计，设备产生的影像通过影像采集服务器的采集，并进行一定的转换（不支持 DICOM 3.0 设备产生的影像），根据一定策略发送到不同的服务器中去。

1. 完全支持 DICOM 3.0 标准。

2. 支持非 DICOM 3.0 标准影像的转换。

3. 根据不同策略对影像进行分类、转发，减轻网络和服务器压力。

4. 采集日志。

### (三) 视频采集工作站

视频采集工作站支持非 DICOM 设备的图像和视频采集，适用于超声、DSA、内镜、病理等设备，并提供相应的报告书写工具和报告模板。视频采集工作站对不同的设备嵌入不同的功能模块，能够减小医生的学习和操作难度，灵活适应医院各类设备。

1. 支持 VHS、RGB 和 S 端子等视频接口。

2. 支持最高 1K×1K 视频和图像采集。

3. 支持黑白和彩色图像采集。

4. 提供专门的超声、DSA、内窥镜、病理报告书写工具。

5. 支持可定制图文报告。

6. 支持脚踏开关。

7. 归档快速、安全。

8. 加入容错设计，提供采集时错误检测和错误报告。

### (四) 申请预约工作站

申请预约工作站用于登记患者的检查信息，是 PACS 工作流程的第一步。

1. 患者各类信息登记功能。

2. 扫描申请单。

3. 用户管理功能。

4. 错误纠正功能。

5. 支持检查计费。

6. 支持各类统计功能，能对各科室、各医生、各设备进行工作量等统计。

7. 支持 WorkList。

8. 支持条形码和磁卡。

9. 自动生成唯一 ID 号、唯一影像号、唯一条形码。

10. 患者 ID 号为全院唯一。

### (五) 诊断医生工作站

诊断医生工作站是供放射科医生浏览图像、书写报告、查阅患者相关信息的工具，是 PACS 系统的核心部件。PACS 诊断工作站的设计应符合医院医疗流程，操作设计应符合医生操作习惯。

1. 高速图像传输。

2. 与 HIS 无缝连接，支持医院对图像的各项管理策略。

3. 完全符合 DICOM 3.0 标准。

4. 三级报告审核。

5. 同一患者，多次检查匹配关联。

6. 支持多屏显示，并能同时阅片和书写报告。

7. 支持查看患者病历（需与 HIS 链接）。

8. 提供多家三甲医院多年积累、内容丰富的报告模板。

9. 能够显示和操作各种类型的医学图像，如 CR、DR、CT、MRI、DSA、US 等；可显示播放 DICOM 多帧各种动态影像，如超声、DSA 等。

10. 快速调节窗宽、窗位，支持窗宽、窗位值预设。

11. 包含丰富的图像操作、标注和测量工具。

12. 显示面板包括移动、放大镜、放大缩小、复原、反片显示、左旋转、右旋转、左右镜像、上下镜像、伪彩等。

13. 标注面板包括显示标注、鼠标功能、显示测量值、圆形、测量笔、箭头、文字、直线、长方形、多边形、角度。

14. 播放面板包括该序列第一张、最后一页，当前前一张、后一张，停止、向前播放、向后播放、暂停。

15. 支持不同病人、不同类型图像的对比浏览。

16. 高效、易用的图文报告书写工具，可定制的报告模板。

17. 包含多达二十余种条件组合查询功能，支持姓名、检查号、申请科室、疾病名、日期等查询项目，支持以患者为中心的简洁查询。

18. 多幅多屏显示：单幅、1×2 幅、2×2 幅、2×3 幅、3×4 幅、4×6 幅、6×8 幅等。

19. 支持激光胶片打印、支持光盘刻录，并能将不同患者图像打印在同一张胶片上。

20. 动态图像回放、支持电影回放，并可调节回放速度，可暂停，可反方向回放。

### (六) 临床医生工作站

临床医生工作站与诊断医生站在图像处理中的功能基本相似，但不具备报告编辑、胶片打印、科室管理等功能。

### (七) 技师工作站

技师工作站专门为技师工作设计，主要目的是胶片打印控制、影像基础调整等功能。

1. 快速调节窗宽、窗位，支持窗宽、窗位值预设。

2．包含多达二十余种条件组合查询功能，支持姓名、检查号、申请科室、疾病名、日期等查询项目，支持以患者为中心的简洁查询。

3．多幅多屏显示：单幅、1×2 幅、2×2 幅、2×3 幅、3×4 幅、4×6 幅、6×8 幅等。

4．激光胶片打印控制、拼接患者不同图像，并将其打印在一张胶片上。

5．可运行于 Windows 2000/XP/2003 等操作系统。

6．以患者为单位，通过刻录机刻录病人影像资料。

### (八) 远程放射工作站

远程放射工作站是专门用于远程放射会诊的子系统，通过它可以随时与远程放射服务中心建立会诊联系，从而满足在线或离线的会诊需要。

1．具有诊断医生工作站的所有影像处理及显示功能。

2．基于 DICOM 3.0 标准。

3．同时支持在线和离线两种会诊需要。

4．创造实时双向互动的仿真远程会诊环境。

5．提高双向音视频、电子白板等互动交流工具。

6．患者检查资料一键自动传输，节约医生工作时间。

7．支持高速安全影像资料传输，平均 CT 影像传输速度为 5～7 幅/分钟。

8．操作简单，充分考虑医生临床工作需要。

## 二、PACS 系统设置典型工作任务

### (一) 预约功能设置

1．在预约登记患者时，可以通过配置"预约时间选择界面"来选择预约模式，分别为"简单模式"和"排班模式"。

（1）简单模式：具体配置如下，在工作站系统主界面，单击【设置】按钮，系统弹出"参数设置"窗口，如图 2-11-1 所示。

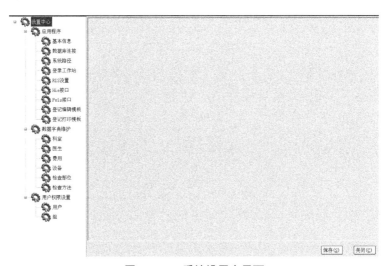

**图 2-11-1　系统设置主界面**

在"参数设置"页面，进入设置中心—应用程序—登记工作站—杂项—预约时间选择界

面，设置为"Simple"，如图 2-11-2 所示。

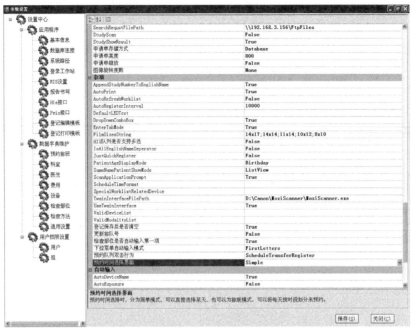

图 2-11-2　简单模式设置

设置完成后，单击【保存（S）】按钮，重新启动程序即可。

在工作站系统主界面，单击【预约新检查】按钮，系统弹出的界面如图 2-11-3 所示。

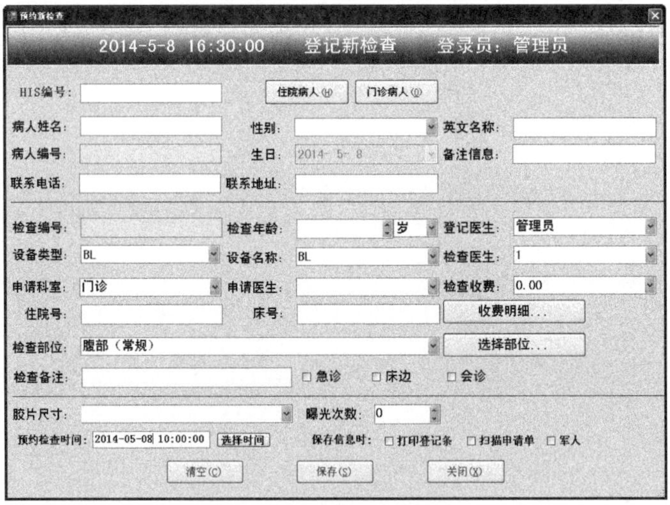

图 2-11-3　预约新检查

单击【选择时间】按钮，弹出"预约时间选择"窗口可以直接选择某一天，如图 2-11-4 所示。

（2）排班模式：具体配置如下，在工作站系统"参数设置"主界面，进入设置中心—应用程序—登记工作站—杂项—预约时间选择界面，设置为"Detail"，如图 2-11-5 所示。

设置完成后，单击【保存（S）】按钮，重新启动程序即可。

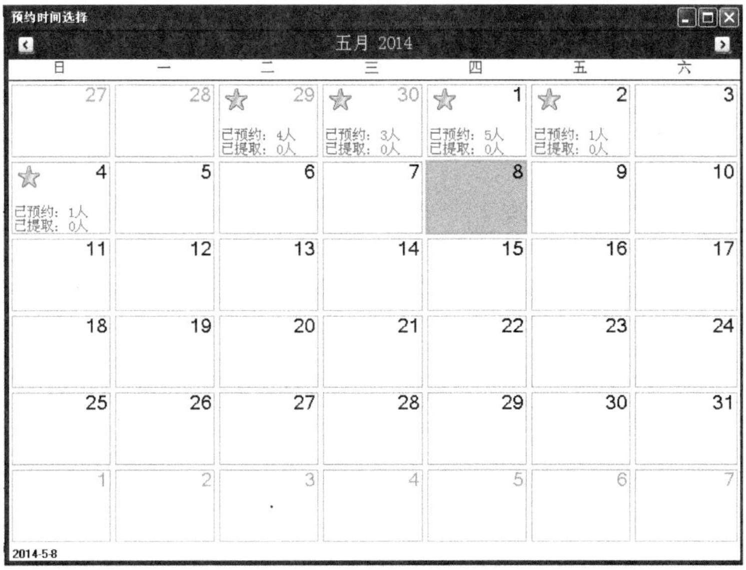

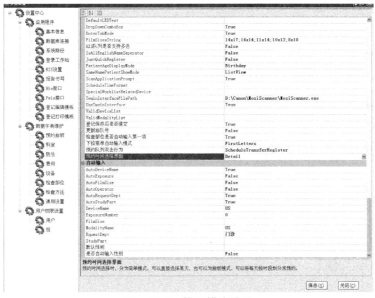

图 2-11-4 预约时间选择

图 2-11-5 排班模式设置

在工作站系统主界面，单击【预约新检查】按钮，系统弹出的界面中单击【选择时间】按钮，弹出"预约时间选择"窗口可以按照预约排班的划分来选择，如图 2-11-6 所示。

2. 在预约登记患者时，可通过配置项设置"预约排班"规定每天可以预约登记的病人数目，具体配置如下，在工作站系统主界面，单击【设置】按钮，系统弹出"参数设置"窗口，如图 2-11-7 所示。

预约排班是按照设备来区分的，主要包括 3 个级别的设置，对应界面上 3 个 Tag 页，"不可预约时间段"级别最高，如图 2-11-8 所示。

主要用于对特殊时间段（例如节假日）的限制，对该时间段内的不可预约检查。

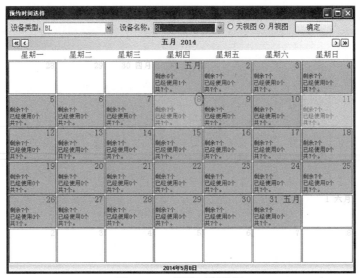

图 2-11-6　预约时间选择

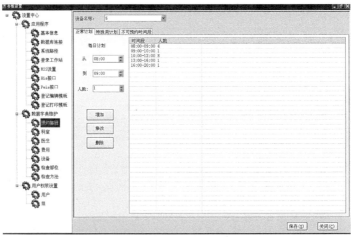

图 2-11-7　预约排班设置

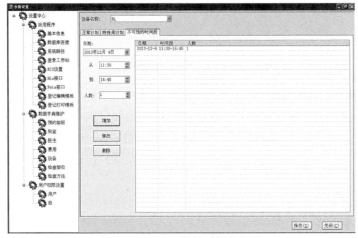

图 2-11-8　不可预约时间段设置

## (二) 科室配置

在工作站系统主界面，单击【设置】按钮，系统弹出"参数设置"窗口，进入设置中心—数据字典维护—科室界面进行配置，如图 2-11-9 所示。

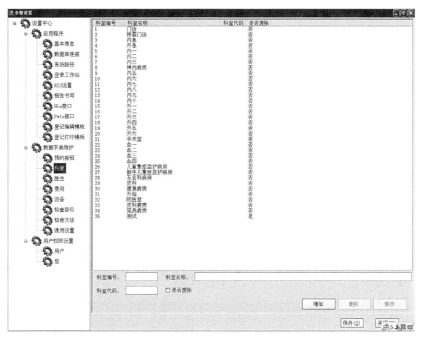

**图 2-11-9　科室设置界面**

选择想要废除的科室，勾选"是否废除"单选框，单击【修改】按钮，或者新增一个科室勾选"是否废除"单选框，单击【增加】按钮，设置完成后，单击【保存（S）】按钮，重新启动程序即可。

## (三) 模板删除设置

为处理医院工作人员可能会误删除模板的情况，因而增加了模板删除功能。

在数据库 Sentence 表中增加 IsDelete 字段，用于标识是否已经删除的模板。主要防止误删除的情况出现，当 IsDelete 字段的值为"1"时，表示该模板已被删除，否则值为"0"。如果需要还原，则可以通过 Update 数据库来找到之前的数据，也可以通过将 Sentence 表中 IsDelete 字段的值置为"0"。用"CT-测试"作为用例，具体操作如下。

当 IsDelete 字段的值为"0"时，"CT"类型目录下存在"测试"模板，如图 2-11-10 所示。

当 IsDelete 字段的值为"1"时，"CT"类型目录下不存在"测试"模板，如图 2-11-11 所示。

## 三、PACS 系统设置工作质量标准

PACS 系统设置主要是满足临床需要进行系统配置的修订，检验工作质量的标准主要是以是否完成相关设置为主，同时要考虑到 PACS 系统的安全性，不能任意修改权限和参数设置，要经过相关负责人的同意批复进行参数修改。

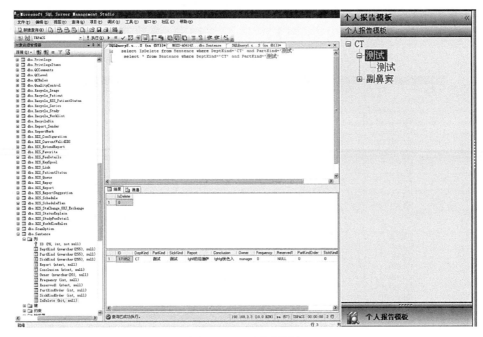

图 2-11-10　测试模板

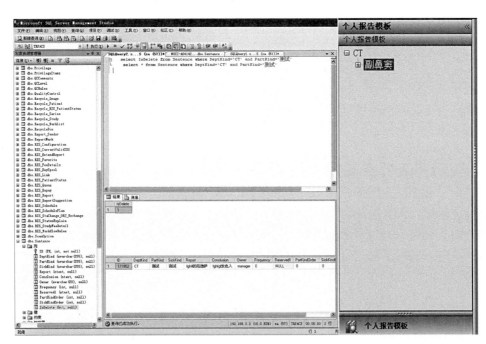

图 2-11-11　测试模板删除

# 第三篇　医学影像信息技术训练

根据职业岗位标准及医学影像技术专业人才培养目标，以 PACS 系统使用为载体，为提升学生对医院放射科不同工作岗位的胜任能力，开展不同检查项目的技能训练。

## 实训一　DR 胸部检查的信息技术应用训练

**【实训目的】**

1. 熟练应用 PACS 系统进行 DR 胸部检查的信息登记、数据采集、图像质量评价、图像处理。

2. 学会 DR 胸部检查结果的浏览查阅、输出打印。

3. 了解 DR 胸部检查诊断报告撰写的信息技术操作。

**【实训案例】**

**案例 1**

王某，男，65 岁。临床症状：咳嗽，咳痰，呛咳，胸闷胸痛，咯血，发热，寒战，呼吸音异常，叩诊浊音，气促气短，外伤史，肿瘤史。

**案例 2**

李某，女，42 岁。临床症状：外伤，胸部疼痛。

**案例 3**

张某，男，81 岁。临床症状：心慌，气短，胸闷，发绀。

**【实训方法与步骤】**

1. 被检者信息登记　根据临床病症，登记基本信息和检查信息，安排 DR 室分诊。

2. DR 设备图像信息采集　规范进行体位摆放，做好防护，设置参数并曝光。

3. 胸部平片图像质量评价　逐一进行指标参数评价，综合分析图像质量。

4. 被检者图像基本处理　添加图像标记，设置图像对比度，调整图像大小。

5. 被检者图像增强处理　根据图像质量分析，选择合适的增强方法进行图像处理。

6. 被检者图像存储与传输　将满足临床诊断的图像传送到 PACS 服务器进行存储。

7. 被检者图像的诊断报告撰写　结合临床病症，分析图像，撰写诊断报告。

8. 被检者图像信息打印输出　打印胶片及诊断报告。

**【实训报告】**

1. 被检者图像信息展示　根据不同案例的临床检查需要，分组展示检查结果，评价图像质量及图像处理过程。

2. 影像诊断报告　按照 PACS 系统报告模板，简要撰写影像所见及诊断要点。

**【分析思考】**

1. 根据案例特点，总结登记信息存在的不同点，将登记要点填入表 3-1-1。

**表 3-1-1　登记信息要点**

| | 案例 1 | 案例 2 | 案例 3 |
|---|---|---|---|
| 检查设备 | | | |
| 检查部位 | | | |
| 检查备注 | | | |

2. 阐述胸部平片运动伪影的识别方法。

# 实训二　DR 四肢检查的信息技术应用训练

【实训目的】

1. 熟练应用 PACS 系统进行 DR 四肢检查的信息登记、数据采集、图像质量评价、图像处理。

2. 学会 DR 四肢检查结果的浏览查阅、输出打印。

3. 了解 DR 四肢检查诊断报告撰写的信息技术操作。

【实训案例】

**案例 1**

张某，女，36 岁。临床症状：跌倒后左手掌着地，致呈银叉状畸形，关节疼痛、肿胀和活动障碍半天。

**案例 2**

梁某，男，17 岁。临床症状：四肢多发性肿块 14 年。查体：尺桡骨、股骨、胫腓骨触及包块，质硬、固定、无压痛。

【实训方法与步骤】

1. 被检者信息登记　根据临床病症，登记基本信息和检查信息，安排 DR 室分诊。

2. DR 设备图像信息采集　规范进行体位摆放，做好防护，设置参数并曝光。

3. 四肢平片图像质量评价　逐一进行指标参数评价，综合分析图像质量。

4. 被检者图像基本处理　添加图像标记，设置图像对比度，调整图像大小。

5. 被检者图像增强处理　根据图像质量分析，选择合适的增强方法进行图像处理。

6. 被检者图像存储与传输　将满足临床诊断的图像传送到 PACS 服务器进行存储。

7. 被检者图像的诊断报告撰写　结合临床病症，分析图像，撰写诊断报告。

8. 被检者图像信息打印输出　打印胶片及诊断报告。

【实训报告】

1. 被检者图像信息展示　根据不同案例的临床检查需要，分组展示检查结果。

2. 被检者图像打印　根据不同案例的临床检查结果，分组打印一份影像图片，观灯片展示。

【分析思考】

1. 根据观灯片影像显示，进行图像质量评价，将评价要点填入表 3-2-1。

**表 3-2-1 DR 四肢图像质量评价**

|  | 案例 1 | 案例 2 |
|---|---|---|
| 物理要素 |  |  |
| 技术参数 |  |  |
| 诊断需求 |  |  |

2. 总结临床骨折患者体位摆放的注意事项。

# 实训三 CT腹部检查的信息技术应用训练

【实训目的】

1. 熟练应用 PACS 系统进行 CT 腹部检查的信息登记、数据采集、图像质量评价、图像处理。

2. 学会 CT 腹部检查结果的浏览查阅、输出打印。

3. 了解 CT 腹部检查诊断报告撰写的信息技术操作。

【实训案例】

**案例 1**

李某，男 48 岁。临床症状：消瘦乏力，贫血 1 个月，伴间断右侧腹隐痛，时有腹胀不适，近日加重而入院。查体：轻度消瘦贫血貌，巩膜黄染，右上腹饱满，肝区肿大，有压痛。

**案例 2**

赵某，男，32 岁。临床症状：上腹部持续胀痛并进行性加重，伴恶心呕吐。淀粉酶 1512 U/L，脂肪酶 708 U/L。

【实训方法与步骤】

1. 被检者信息登记 根据临床病症登记基本信息和检查信息，安排 CT 室分诊。

2. CT 设备图像信息采集 做好检查前的准备工作，规范的进行体位摆放，告知检查事项，做好防护，设置参数并扫描。

3. 腹部断层图像质量评价 按照五项标准的指标逐一进行参数评价，综合分析图像质量。

4. 被检者图像基本处理 设置窗宽窗位，调整图像位置。

5. 被检者图像后处理 根据图像质量分析，选择合适的处理方法进行图像处理，并结合临床需要，进行图像重组和重建。

6. 被检者图像存储与传输 将满足临床诊断的图像传送到 PACS 服务器进行存储。

7. 被检者图像的诊断报告撰写 结合临床病症，分析图像，撰写诊断报告。

8. 被检者图像信息打印输出 打印胶片及诊断报告。

【实训报告】

1. 被检者图像信息展示 根据不同案例的临床检查需要，分组展示检查结果，评价图像质量及图像处理过程。

2. 图像多平面重组 根据临床需要，分组进行案例检查图像的多平面重组，并演示讲解。

**【分析思考】**

1. 观察腹部断层图像，检查图像中是否存在伪影和噪声，将分析结果填入表 3-3-1 中。

表 3-3-1　CT 腹部图像质量评价

| | 案例 1 | 案例 2 |
|---|---|---|
| 伪影 | | |
| 噪声 | | |

2. 总结不同临床需要的 CT 腹部增强扫描患者的准备要点。

# 实训四　CT 头颅检查的信息技术应用训练

**【实训目的】**

1. 熟练应用 PACS 系统进行 CT 头颅检查的信息登记、数据采集、图像质量评价、图像处理。

2. 学会 CT 头颅检查结果的浏览查阅、输出打印。

3. 了解 CT 头颅检查诊断报告撰写的信息技术操作。

**【实训案例】**

**案例 1**

许某，女，78 岁。临床症状：情绪激动，剧烈头痛头晕、频繁呕吐，呈喷射状，病情恶化，不同程度的意识障碍，肢体偏瘫，偏身感觉障碍，偏盲，共济失调，吞咽困难，呛咳，失语，昏迷状态，脑膜刺激征（＋），血性脑脊液。患者有头部外伤史。

**案例 2**

周某，男，79 岁。临床症状：6 小时前头外伤，后枕部着地，当时意识清晰，半小时后头痛头晕。

**【实训方法与步骤】**

1. 被检者信息登记　根据临床病症，登记基本信息和检查信息，扫描申请单，安排 CT 室分诊。

2. CT 设备图像信息采集　做好检查前的准备工作，规范进行体位摆放，告知检查事项，做好防护，设置参数并扫描。

3. 头颅断层图像质量评价　按照五项标准的指标逐一进行参数评价，综合分析图像质量。

4. 被检者图像基本处理　设置窗宽窗位，调整图像位置。

5. 被检者图像后处理　根据图像质量分析，选择合适的处理方法进行图像处理，并结合临床需要，进行图像三维重组等后处理。

6. 被检者图像存储与传输　将满足临床诊断的图像传送到 PACS 服务器进行存储。

7. 被检者图像的诊断报告撰写　结合临床病症，分析图像，撰写诊断报告。

8. 被检者图像信息打印输出　打印胶片及诊断报告。

**【实训报告】**

1. 被检者图像信息展示　根据不同案例的临床检查需要，分组展示检查结果，评价图

像质量及图像处理过程。

2. 图像三维重建　根据案例临床症状，分组进行图像的三维重建，并演示讲解。

3. 重建数据存储　将案例 1 或案例 2 的重建图像按照指定的路径进行存储。

【分析思考】

总结不同临床需求的头颅 CT 图像的窗宽窗位选择，填入表格 3-4-1。

表 3-4-1　CT 头颅图像显示设置

|  | 案例 1 | 案例 2 |
|---|---|---|
| 窗宽 |  |  |
| 窗位 |  |  |

# 实训五　CT 胸部检查的信息技术应用训练

【实训目的】

1. 熟练应用 PACS 系统进行 CT 胸部检查的信息登记、数据采集、图像质量评价、图像处理。

2. 学会 CT 胸部检查结果的浏览查阅、输出打印。

3. 了解 CT 胸部检查诊断报告撰写的信息技术操作。

【实训案例】

**案例 1**

李某，男，58 岁。临床症状：咳嗽，咯痰，咳痰，气急，心悸，咯血，呼吸困难，发热，胸痛，寒战，发绀，呼吸音异常，胸部叩诊音异常，贫血，消瘦，全身中毒症状（低热、盗汗、乏力、食欲减退、消瘦）。既往肿瘤史、胸部外伤史。

**案例 2**

吴某，女，40 岁。临床症状：反复咳嗽 1 年余，无血痰。

【实训方法与步骤】

1. 被检者信息登记　根据临床病症，登记基本信息和检查信息，扫描申请单，安排 CT 室分诊。

2. CT 设备图像信息采集　做好检查前的准备工作，规范进行体位摆放，告知检查事项，做好呼吸训练及防护，设置参数并扫描。

3. 胸部断层图像质量评价　按照五项标准的指标逐一进行参数评价，综合分析图像质量。

4. 被检者图像基本处理　设置窗宽窗位，调整图像位置。

5. 被检者图像后处理　根据图像质量分析，选择合适的处理方法进行图像处理，并结合临床需要，进行图像三维重建等后处理。

6. 被检者图像存储与传输　将满足临床诊断的图像传送到 PACS 服务器进行存储。

7. 被检者图像的诊断报告撰写　结合临床病症，分析图像，撰写诊断报告。

8. 被检者图像信息打印输出　打印胶片及诊断报告。

【实训报告】

1. 被检者图像信息展示　根据不同案例的临床检查需要，分组展示检查结果，评价图

像质量及图像处理过程。

2. 被检者图像打印 根据临床需求，按照 5×5 格式打印肺窗像和纵隔窗像。

**【分析思考】**

观察胸部 CT 图像的纵隔窗和肺窗显示，记录窗宽窗位，填入表 3-5-1 中。

表 3-5-1 CT 胸部图像显示

| | 案例 1 | | 案例 2 | |
|---|---|---|---|---|
| | 纵隔窗 | 肺窗 | 纵隔窗 | 肺窗 |
| 窗宽 | | | | |
| 窗位 | | | | |

# 实训六 磁共振头颅检查的信息技术应用训练

**【实训目的】**

1. 熟练应用 PACS 系统进行磁共振头颅检查的信息登记、数据采集、图像质量评价、图像处理。

2. 学会磁共振头颅检查结果的浏览查阅、输出打印。

3. 了解磁共振检查诊断报告撰写的信息技术操作。

**【实训案例】**

**案例 1**

郑某，男，67 岁。临床症状：轻度嗜睡，失语，右侧偏瘫一天半。

**案例 2**

王某，女，20 岁；临床症状：反复视物模糊，肢体麻木 7 个月余，加重伴双下肢无力 3 天。

**【实训方法与步骤】**

1. 被检者信息登记 根据临床病症，登记基本信息和检查信息，扫描申请单，安排 MRI 室分诊。

2. MRI 设备图像信息采集 做好检查前的准备工作，规范化地进行体位摆放，告知检查事项，做好防护，设置参数并扫描。

3. 头颅磁共振图像质量评价 进行图像空间分辨力、信噪比、对比度和图像均匀度等方面的参数评价，综合分析图像质量。

4. 被检者图像基本处理 设置窗宽窗位，调整图像位置。

5. 被检者图像后处理 根据图像质量分析，选择合适的处理方法进行图像处理，并结合临床需要，进行图像三维等后处理。

6. 被检者图像存储与传输 将满足临床诊断的图像传送到 PACS 服务器进行存储。

7. 被检者图像的诊断报告撰写 结合临床病症，分析图像，撰写诊断报告。

8. 被检者图像信息打印输出 打印胶片及诊断报告。

**【实训报告】**

1. 被检者图像信息展示 根据不同案例的临床检查需要，分组展示检查结果，评价图

像质量及图像处理过程。

2. **磁共振检查须知** 根据临床需求，按照不同病例总结检查前准备及检查告知事项。

【分析思考】

1. 观察 MRI 头颅图像，评价图像质量，将分析结果填入表 3-6-1 中。

表 3-6-1 MRI 头颅图像质量评价

| | 案例 1 | | 案例 2 | |
|---|---|---|---|---|
| | 合格 | 不合格 | 合格 | 不合格 |
| 空间分辨力 | | | | |
| 信噪比 | | | | |
| 对比度 | | | | |
| 均匀度 | | | | |

2. 在图像评价方面，分析对比噪声比与对比度、噪声比的优劣。

# 实训七 磁共振脊柱检查的信息技术应用训练

【实训目的】

1. 熟练应用 PACS 系统进行磁共振脊柱检查的信息登记、数据采集、图像质量评价、图像处理。

2. 学会磁共振脊柱检查结果的浏览查阅、输出打印。

3. 了解磁共振检查诊断报告撰写的信息技术操作。

【实训案例】

**案例 1**

张某，女，26 岁。临床症状：双下肢疼痛，麻木伴活动障碍 2 个月。

**案例 2**

李某，女，42 岁。临床症状：颈后部疼痛 2 年，加重伴右上肢麻木感 4 个月。

【实训方法与步骤】

1. **被检者信息登记** 根据临床病症，登记基本信息和检查信息，扫描申请单，安排 MRI 室分诊。

2. **MRI 设备图像信息采集** 做好检查前的准备工作，规范化地进行体位摆放，告知检查事项，做好防护，设置参数并扫描。

3. **脊柱磁共振图像质量评价** 进行图像空间分辨力、信噪比、对比度和图像均匀度等方面的参数评价，综合分析图像质量。

4. **被检者图像基本处理** 设置窗宽窗位，调整图像位置。

5. **被检者图像后处理** 根据图像质量分析，选择合适的处理方法进行图像处理，并结合临床需要，进行图像三维后处理。

6. **被检者图像存储与传输** 将满足临床诊断的图像传送到 PACS 服务器进行存储。

7. **被检者图像的诊断报告撰写** 结合临床病症，分析图像，撰写诊断报告。

8. 被检者图像信息打印输出　打印胶片及诊断报告。

**【实训报告】**

1. 被检者图像信息展示　根据不同案例的临床检查需要,分组展示检查结果,评价图像质量及图像处理过程。

2. 图像三维重建　根据案例临床症状,分组进行图像的三维重建,并演示讲解。

**【分析思考】**

1. 根据不同病例,将扫描过程及参数填入表 3-7-1。

表 3-7-1　磁共振脊柱图像质量评价

|  | 案例 1 | 案例 2 |
| --- | --- | --- |
| 扫描过程 |  |  |
| 扫描参数 |  |  |

2. 简述磁共振加权像的临床应用意义。